Carmen Majovski

Ernährung und Neurodermitis

Ein praktischer Ratgeber

Carmen Majovski

Ernährung und Neurodermitis

Ein praktischer Ratgeber

Verlag Eppe GmbH · Aulendorf / Bergatreute

2. Auflage 2012

Gesamtherstellung:
Verlag und Offsetdruck Eppe GmbH,
Bergatreute/Aulendorf

ISBN 978-3-89089-604-5

Inhaltsverzeichnis

Vorwort

Fast jedes sechste Kind in den westlichen Industrieländern leidet irgendwann an den Symptomen von Neurodermitis. Bei etwa 40% der an Neurodermitis erkrankten Kinder verlieren sich die Symptome mit zunehmendem Alter, andere behalten sie ein Leben lang. Auch wenn die genauen Ursachen dieser Erkrankung trotz aller wissenschaftlichen Fortschritte noch immer nicht ganz geklärt sind, weiß man, dass mehrere Faktoren (Immunsystem, Psyche, Umweltfaktoren sowie genetische Veranlagung) eine Rolle spielen.

Die Frage „Neurodermitis – was hilft wirklich?" ist ein ständiger Begleiter aller Neurodermitiker, vor allem der Eltern betroffener Kinder. Die Liste angeblich erfolgreicher Heilmethoden ist lang; je mehr man sich damit beschäftigt, desto größer wird die Verunsicherung das Richtige zu tun. Wissend, dass es kein Patentrezept geben kann, verlangt man von jedem Neurodermitiker", zusammen mit dem Arzt und gegebenenfalls der Ernährungsberatung sein individuelles Konzept zu entwickeln.

Diese Broschüre soll auf der Suche nach möglichen Auslösern zu auslösenden Faktoren im Bereich Ernährung Aufschluss geben. Zehnjährige Berufserfahrung im Bereich „Neurodermitis und Ernährung" sowie zahlreichen Fortbildungen auf diesem Gebiet erlauben es mir die Erfahrungen weiterzugeben. Sie werden sich in vielen Beispielen wiederfinden und dabei nicht selten ein „Aha-Erlebnis" haben. Da es mittlerweile genügend wissenschaftliche Bücher im Bereich Neurodermitis gibt, habe ich versucht, Fragen aus der Praxis für die Praxis zu beantworten.

Diese Broschüre wäre ohne die Hilfe vieler nicht zustande gekommen – mein Dank gilt Frau Donath, Herrn Mösle und Frau von Mayerhofer für die Hilfe bei der Erstellung und Prof. Dr. med. Würtemberger für die fachliche Mitarbeit.

Carmen Majovski
Diätassistentin

Was versteht man unter Neurodermitis?

Die Bezeichnung „Neurodermitis" weist auf zwei Begriffe hin. Zum einen verbirgt sich die Hautentzündung (Dermitis) dahinter, zum anderen die Beteiligung des Nervensystems sowie der Psyche (Neuro). Andere meist benutzte Bezeichnungen sind **„atopisches Ekzem"** oder **„endogenes Ekzem"** (von innen kommendes). Es handelt sich dabei um eine erbliche Neigung zum Ekzem, eine **chronisch entzündliche Hauterkrankung**, verbunden mit starkem Juckreiz. Die Haut reagiert auf vielerlei Umweltreize (z. B. feuchte Hitze, trockene Kälte, Druck, Reizung durch chemische Stoffe, eigenen Schweiß) übermäßig. Dabei ist sowohl die Ausprägung als auch die Art und Weise der Hautprobleme individuell einzuschätzen. Mittlerweile ist es auch wissenschaftlich bewiesen, dass bei vielen Neurodermitikern weitere sogenannte **atopische Erkrankungen** auftreten. So leidet eine Vielzahl der Neurodermitiker beispielsweise zusätzlich an **Heuschnupfen** oder an **allergischem Asthma bronchiale**, deren Häufigkeit unterschiedlich angegeben wird. Als sicher gilt aber, dass 10 bis 15% aller Patienten mit atopischem Ekzem zusätzlich an einer Nahrungsmittelallergie, Kinder häufiger als Erwachsene, leiden.

Weshalb sind Kinder häufiger davon betroffen als Erwachsene?

Man vermutet zum einen, dass die Darmschleimhaut der Kinder für allergieauslösende Nahrungsmittel durchlässiger ist als die der Erwachsenen, zum anderen, dass das Immunsystem bei Kleinkindern noch nicht vollständig ausgereift ist, und es so verstärkt zu allergischen Reaktionen oder Unverträglichkeitsreaktionen kommen kann. Dies erklärt, weshalb wir gerade bei Kleinkindern sehr häufig eine **Hühnerei- oder Milcheiweißallergie** beobachten können. Mit dem

Heranwachsen der Kinder verlieren sich diese Allergien oftmals. So zeigt uns die Erfahrung, dass viele Kinder nach dem 7.–8. Lebensjahr Milch oder Eiprodukte wieder vertragen haben, auch wenn es früher beim Verzehr dieser Nahrungsmittel beispielsweise zu verstärktem Juckreiz der Haut kam.

Welche Faktoren können einen Neurodermitisschub auslösen oder verstärken?

Faktoren, die von außen kommen (exogen):

Wasch-, Pflege-, Putz- und Lösungsmittel
Hausstaubmilben
Tierhaare
Schimmelpilze
Pollen
Nahrungsmittel
Frost, Hitze
Chemikaliendämpfe
Tabakrauch
Kontaktallergene (z.B. Nickelallergie)

Faktoren, die von innen kommen (endogen):

psychischer Stress
sportliche Anstrengung
Hektik
Zahnen bei Kindern
Infektionen

ZU BEACHTEN

Man sollte sich jedoch davor hüten für das Problem „Neurodermitis" die Psyche allein verantwortlich zu machen. So zeigen Erfahrungswerte hinsichtlich der psychischen Belastung, dass bei entsprechender Veranlagung sich das klinische Erscheinungsbild der Haut durchaus verschlechtern kann. Viele Menschen mit atopischem Ekzem haben eine sehr trockene Haut und reagieren auch deshalb stark auf von außen kommende exogene Faktoren mit Hautreizungen.

Wie gehe ich mit meiner Neurodermitis um?

Im folgenden Kapitel möchte ich Ihnen deutlich machen, dass es bis zum heutigen Tag keine pauschale Ursache als Auslöser eines Ekzems gibt. Wie bereits aufgelistet, kann eine Vielzahl allergieverursachender Substanzen ein Ekzem auslösen oder verschlimmern.

So kann beispielsweise ein Neurodermitiker, der gleichzeitig an einer Pollenallergie leidet, verstärkte Reaktionen in den relevanten „Blütemonaten“ verspüren. Gerade bei Kindern mit Asthma kann man sehr häufig beobachten, dass eine **„schlummernde“ Neurodermitis** (das heißt, eine erblich zwar vorhandene, jedoch noch nicht ausgebrochene Neurodermitis) durch Stress z. B. bei Trennung der Eltern oder durch Infektionen zum Ausbruch kommen kann. Bei vielen Frauen kann dies nach einer Geburt sein. Studien zeigen, dass **Nahrungsmittelallergien** verstärkt nach Genuss von Alkohol oder nach körperlicher Anstrengung auftreten können.

BEISPIEL AUS DER PRAXIS

Ein Patient mit atopischem Ekzem wurde in eine Klinik eingewiesen, nachdem er akute Luftnot beim Skilaufen bekam. Er hatte an diesem Tag einen Germknödel verzehrt.

Alle Nahrungsbestandteile des Germknödels wurden an ihm getestet, Reaktionen blieben allerdings aus. Das Ärzteteam stand vor einem Rätsel.

Nach langem Überlegen kam man zum Schluss, dass eine sportliche Aktivität mit im Spiel war, nämlich das Skilaufen. So ließ man diesen Mann eine halbe Stunde Fahrrad fahren und testete dann dieselben Nahrungsmittel erneut mit dem Ergebnis, dass er nach körperlicher Anstrengung einen anaphylaktischen Schock (akute Luftnot) auf Mohn bekam.

Auch **Witterungseinflüsse**, wie extreme Hitze oder Kälte, können eine Neurodermitis provozieren. Dies wird oft bei der Suche nach den auslösenden Faktoren vergessen. Wir haben aber auch des Öfteren die Erfahrung gemacht, dass Neurodermitiker zusätzlich an einer **Nickelallergie** leiden, wobei das Kontaktekzem am häufigsten vorkommt. Aber auch **Tierhaarallergiker** finden wir verstärkt unter den Patienten mit atopischem Ekzem. Der eine hat nur eine trockene, empfindliche Haut, verspürt lediglich nach körperlicher Anstrengung (Schwitzen) einen Juckreiz, der andere verzweifelt, da ein Ekzemschub nach dem anderen folgt, ohne dass er die genauen Ursachen dabei herausfindet.

Sind Sie selbst Ihr größter „Detektiv und Beobachter"

Jeder Neurodermitiker muss individuell behandelt werden, es kann keine pauschale Empfehlung geben. Für eine Behandlung, die persönlich auf Sie abgestimmt werden soll, ist es aber äußerst wichtig, dass die ekzemauslösenden Faktoren so gut wie möglich gefunden werden.

Ihre Mithilfe dabei ist das Wichtigste überhaupt!

Führen Sie ein Tagebuch!

Notieren Sie alle auffälligen Symptome, z. B. Juckreiz, Ekzembildung, Niesanfälle, Schwellungen im Rachenbereich, Augentränen, Atemnot, alles was aus Ihrer Sicht das Erscheinungsbild der Haut verschlechtert haben könnte:

Waren Sie in der freien Natur?

Dabei ist zu beachten, wo Sie gewesen sind, z. B. in einem Waldgebiet oder einer Wiesengegend, waren Getreidefelder in der Nähe? Haben Sie sich vermehrt in einer Stadtgegend aufgehalten? Hatten Sie Umgang mit Tieren?

Waren Sie in Innenräumen?

Waren Sie in Kellerräumen, wo gehäuft nasse, feuchte Wände mit Schimmelpilzen vorkommen? Waren Sie krank und lagen länger als sonst im Bett? Hausstaubmilben lieben diesen Bereich. Haben Sie sich vermehrt in Räumen aufgehalten, wo viel geraucht wurde?

Wie sah Ihr Innenleben aus?

Hatten Sie seelischen Stress, Kummer oder Ärger? Standen Sie vor einer Prüfung?

Kam eine körperliche Anstrengung hinzu?

Sind Sie z. B. Fahrrad gefahren, haben Sie gejoggt oder waren beim Skilaufen? Sind Sie in gechlortem Wasser geschwommen?

Tragen Sie neue Kleidungsstücke?

Verwenden Sie ein neues Waschmittel?
Nehmen Sie andere Pflegemittel (Creme, Shampoo, Seife) als sonst?

Essgewohnheiten!

Notieren Sie auch alle verzehrten Lebensmittel und Getränke mit den entsprechenden Mengenangaben (das Trinken von Alkohol, sowie die Aufnahme von histaminreichen Lebensmitteln z. B. Schokolade kann bei der Entstehung von Reaktionen eine wichtige Rolle spielen).

BEISPIELE AUS DER PRAXIS

Das Führen eines Tagebuches erleichtert Ihnen, dem Arzt und der Ernährungsberatung, eine für Sie „maßgeschneiderte" Behandlung durchzuführen. Der Aufwand ist kein geringer, aber er lohnt sich! Die folgenden Beispiele zeigen Ihnen weitere Faktoren einer Neurodermitis.

BEISPIEL 1

Das Tagebuch macht einer Patientin mit Neurodermitis klar, dass jeden Donnerstag, nachdem sie beim Joggen war, das Verzehren von Apfelsinen einen starken Juckreiz und Hautrötungen auslöst.

Am Dienstag dagegen beim gemütlichen Abend zu Hause kann sie eine Apfelsine ohne Reaktionen zu sich nehmen. Somit wird deutlich, dass bei dieser Patientin der Zusammenhang zwischen körperlicher Anstrengung und dem Verzehr von Zitrusfrüchten bei der Entstehung von Reaktionen eine große Rolle spielt.

BEISPIEL 2

Das Tagebuch wird Ihnen auch deutlich machen, ob die allergieauslösenden Lebensmittel mengenbezogen sind. So konnten viele Neurodermitiker feststellen, wenn sie nur wenig säurehaltige Lebensmittel zu sich nehmen bleibt eine Reaktion aus, wogegen es beim Verzehr größerer Mengen z. B. zu Hautausschlag oder Ekzembildung gekommen ist. In den Sommermonaten, wo viel Salat mit Essig verzehrt wird treten verstärkt Hautreaktionen auf, eine Tomate zur Brotzeit am Abend wird vertragen, Tomatensalat dagegen führt zu einer Reaktion.

BEISPIEL 3

Auch wenn das Thema „Zucker" in Bezug auf Verschlechterung des Erscheinungsbildes der Haut wissenschaftlich noch nicht absolut gesichert ist, zeigt die Erfahrung, dass viele Mütter anhand eines Tagebuches einen erhöhten Juckreiz bei ihren Kindern festgestellt haben, wurden größere Mengen an zuckerhaltigen Lebensmitteln verzehrt.

Dabei muss aber auch beachtet werden, dass die von den Müttern genannten Lebensmittel außer Zucker auch noch andere Nahrungsbestandteile enthalten. So sind in Gummibärchen auch noch Säure und Farbstoffe enthalten, in Schokolade befinden sich neben Zucker auch noch Kakao, Nussbestandteile und häufig Milchprodukte. Auch in Limonaden und Colagetränken darf der hohe Anteil an Säure nicht vergessen werden. Marmelade und Fruchtspeiseeis enthalten neben Zucker auch meist noch Säure. Das Tagebuch hilft also dabei, herauszufinden, nach wel-

chen Süßigkeiten eine Verschlechterung der Haut aufgetreten ist. Wurde beispielsweise eine Reaktion verstärkt nach dem Verzehr von Gummibärchen festgestellt oder hat Schokolade einen Juckreiz ausgelöst?

BEISPIEL 4

Das Tagebuch kann Ihnen auch verdeutlichen, ob Sie bei einer bestehenden Pollenallergie Kreuzreaktionen auf bestimmte Nahrungsmittel aufweisen. Sie stellen z. B. fest, dass der Verzehr eines rohen Apfels im Mai oder Juni verstärkt zu Reaktionen führt – beispielsweise der Rachen schwillt an, Juckreiz im Mundbereich – in den Wintermonaten kommt es aber nicht dazu. Vollkornprodukte werden während der Blütemonate nicht vertragen, wogegen im Herbst und Winter keine Symptome beim Verzehr solcher Lebensmittel auftreten. Kreuzreaktionen auf Lebensmittel können aber auch das ganze Jahr über bestehen.

So klagte eine Patientin, dass an bestimmten Tagen akute Symptome auftreten, ihr Gesicht feuerrot werde, ein Ausschlag sich bis zu den Ohren ausbreite und sie meine, der Kopf sei dreimal so groß als normal. Erst nach vier Stunden lasse dieser Zustand nach. Das Tagebuch verriet uns, dass diese Reaktionen immer an Tagen auftraten, wo Knollensellerie als Gemüse verzehrt wurde. Tests auf mögliche Pollenallergien brachten das eindeutige Ergebnis: Eine stark ausgeprägte Allergie auf Beifuß!

BEISPIEL 5

Ein Patient mit einer ausgeprägten Ekzembildung, verstärkt im Gesicht und am Rücken, stellte sich in der Klinik vor. Jahrelange Tests mit verschiedenen Salben und Cremes, sowie die Behandlung bei der Kosmetikerin hatten keinen Erfolg gebracht. Vorbildlich führte er Tagebuch über alles, was in welcher Menge gegessen oder getrunken wurde. So stellten wir fest, dass es seine Leidenschaft war, täglich eine Tafel Schokolade zu verzehren und abends beim Fernsehen aß er regelmäßig Nüsse. Die Frage, ob er an einer Nickelallergie leide wurde von ihm mit „ja" beantwortet, er wisse sogar von einer stark ausgeprägten Nickelallergie, vertrage deswegen auch nur echten Schmuck.

Nun ist bekannt, dass gerade Nüsse und Schokolade (Kakao) sehr viel Nickel enthalten. Wir empfahlen daher dem Patienten über Wochen eine nickelarme Kostform, um festzustellen, ob die Ekzeme abheilen.

Nach drei Monaten schickte er uns ein Photo, das Gesicht frei von Ekzemen.

Auch wenn sehr viele Patienten mit einer Nickelallergie nur auf äußeren Kontakt mit Nickel reagieren und dabei ein Kontaktekzem entwickeln, so lehrt die Praxis, dass in manchen Fällen auch der Verzehr stark nickelhaltiger Lebensmittel Ekzeme auslösen kann.

BEISPIEL 6

Eine Mutter klagte darüber, dass ihr Kind häufig extremen Juckreiz verspürt, sie aber keine Erklärung dafür findet, da sie Lebensmittel, die allergieauslösend sein könnten bereits meidet. Das Tagebuch, das sie schon seit zwei Jahren führt, zeigt, dass sie Zitrusfrüchte, Tomaten, Nüsse, alle säurehaltigen Lebensmittel sowie Zucker, so gut es die Praxis zulässt, meidet. Anhand des Tagebuches konnten wir aber auch feststellen, dass dem Kind zum Ausgleich in verstärktem Maße Bananen gegeben wurden. Auch der Einsatz von Avocado wurde ihr empfohlen. Da beide Lebensmittel auf eine Kreuzreaktion zu Latex hinweisen können, wurde diesbezüglich ein Test durchgeführt.

Es wurde tatsächlich eine Allergie auf Latex festgestellt, und das Weglassen dieser beiden Nahrungsmittel brachte eine Verbesserung der Haut.

BEISPIEL 7

Vielleicht gehören Sie aber auch zu den Patienten, die anhand eines Tagebuches festgestellt haben, dass alle Symptome, wie Juckreiz, Hautrötung, Ekzembildung, Tränen der Augen usw. in keinem Zusammenhang zu den verzehrten Lebensmitteln stehen.

So kann beispielsweise festgestellt werden, dass Reaktionen jedes Mal nach dem Besuch eines Schwimmbades verstärkt aufgetreten sind, oder die Beschwerden morgens nach dem Aufstehen wesentlich schlimmer sind als abends, z. B. bei einer Allergie gegen Hausstaubmilben.

FAZIT:

Sie sehen also, dass das Führen eines Tagebuches für einen Patienten mit atopischem Ekzem unumgänglich ist. Nur damit, um dies noch einmal zu betonen, haben Sie eine realistische Chance, mögliche ursächliche Zusammenhänge zu finden.

Ihr Arzt wird Ihren individuellen Beobachtungen größte Beachtung schenken und weitere Tests zur Abklärung durchführen.

Welche Kombinationen treten häufig bei Neurodermitis auf?

Patienten mit atopischem Ekzem leiden erfahrungsgemäß zusätzlich sehr häufig an weiteren Allergien:

Pollenallergie
Hausstaubmilbenallergie
Tierhaarallergie
Latexallergie
Nickelallergie
Nahrungsmittelallergie
Schimmelpilzallergie

Dabei kann eine oder auch mehrere Allergien hinzukommen.

Die meist verwendeten Testmethoden sind:

Hauttest: Reibetest, Pricktest, Scratchtest, Intracutantest
Bluttest: Nachweis von Antikörpern im Blut
Nahrungsmittel-Elimination:
Weglassen bestimmter Lebensmittel, dann erneute Gabe

Eliminationsdiät

Basisdiät: Ob ihre Beschwerden mit Nahrungsmitteln zusammen hängen, wird dann deutlich, wenn diese aus dem Speiseplan gestrichen werden, der Patient muss sich zunächst auf eine einseitige, allergenarme Kostform einstellen aus Lebensmitteln, die nur sehr selten eine Allergie auslösen. Die bekannteste „Diät" dabei ist die sogenannte **Kartoffel-Reis-Diät**. Der Patient erhält nur gekochte Kartoffeln ohne Schale, gekochten, weißen Reis, Rindfleisch und Mineralwasser sowie Salz. Dabei sollten die Krankheitserscheinungen abklingen, um dann die Testphase zu beginnen.

Testphase: Nun wird täglich oder jeden zweiten Tag (je nach Sofortreaktion oder Spätreaktion) ein neues Lebensmittel zusätzlich aufgenommen. Bei guter Verträglichkeit bleibt es im Kostplan enthalten.
Somit wird das Angebot an Nahrungsmitteln von Tag zu Tag wieder umfangreicher. Tritt allerdings eine allergische Reaktion auf, wie starker Juckreiz, Niesanfälle, Schwellung im Rachenbereich, wird der Test sofort gestoppt. Dieses Lebensmittel wird dann aus dem Speise-

plan gestrichen und man wartet solange mit der Fortsetzung des Tests bis zum völligen Abklingen der allergischen Reaktion.
Ist man sich aber bei diesem Lebensmittel nicht ganz sicher, oder es handelt sich um eines, das in der Ernährung eine große Rolle spielt, wiederholt man nach einer Pause den Test mit dem fraglichen Lebensmittel mit geringer Dosis.

Diese Testmethode verlangt vom Patienten volle Kooperation.

Werden z. B. zwischendurch andere Speisen oder Getränke verzehrt, kann es zu keinem sinnvollen Testergebnis kommen. Von entscheidender Wichtigkeit ist, dass das zu testende Lebensmittel auch tatsächlich „pur" ist. Hierzu eine Beispiel: Wenn Sie Roggen testen, dürfen Sie niemals Brot testen, das außer Roggen auch noch Weizen enthält und zudem Backhilfe.
Ebenso wichtig ist das Wissen, dass erhitzte Lebensmittel meist verträglicher sind und nur der Rohzustand Allergien auslöst. So sehen wir sehr häufig, dass Patienten die Möhre meiden, da diese im Bluttest erhöhte Antikörper aufwies. Beim Testen einer gekochten Möhre allerdings erfahren die meisten Patienten, dass überhaupt keine Reaktion auftritt. Nur im Rohzustand verursacht sie ein Kratzen im Hals.

Es ist anzuraten, die Testung morgens oder zur Mittagsmahlzeit vorzunehmen, damit etwaige Reaktionen nachts nicht unbemerkt verschlafen werden, im schlimmsten Fall aber, dass akute Atemnot nicht zu einer lebensgefährlichen Situation führt. Auch die Reihenfolge der Lebensmittel spielt eine Rolle. Fangen Sie mit „harmlosen" Lebensmitteln an, also solchen von denen vermutlich keine Reaktionen ausgelöst werden.
Am besten führen Sie die Testung unter Aufsicht eines **erfahrenen Arztes** und einer **Ernährungsberatung** durch. Ein Grundwissen über Allergene in der Nahrung ist dabei notwendig. Lässt z. B. ein Neurodermitiker nur Milch und Eiprodukte weg, isst aber bei einer gleichzeitig bestehenden Roggenallergie Brot, werden sich die Symptome nicht verbessern. Werden aber von

Anfang an alle Allergene gestrichen, dann dauert es meist nur wenige Tage, bis die Hautrötungen oder der Juckreiz sich einstellen.
Diese Testmethode ist besonders geeignet, wenn es sich um Lebensmittel handelt, die häufig oder gar täglich gegessen werden. Ein Zusammenhang mit den Symptomen ist hierbei verschleiert und meist nicht feststellbar. Erst nach deren Weglassen und Wiederaufnahme in den Speiseplan tritt ihre Verträglichkeit oder Unverträglichkeit deutlich zu Tage.

Doppelblindtest

Diese Testmethode wird vor allem bei Patienten mit subjektiv empfundenen Beeinträchtigungen durchgeführt. Das zu testende Nahrungsmittel wird dabei in **versteckter Form angeboten**, was den Vorteil hat, dass Patient und Arzt erst im Nachhinein erfahren, ob und welches Allergen getestet wird.
Zum einen kann das Nahrungsmittel dabei in Form von Kapseln, aber auch als „echtes" Nahrungsmittel verabreicht werden. Die Schwierigkeit liegt allerdings darin, dass der Patient dabei nicht riechen oder schmecken darf, was er zu sich nimmt. Auch Placebopräparate werden bei dieser Testmethode eingesetzt, um auszuschließen, dass eine Reaktion, wie Hautausschlag oder starker Juckreiz durch Angst des Patienten ausgelöst wird. Hierbei kommt es nur beim tatsächlich relevanten Allergen zu Symptomen.

Allergenkarenz

Die einfachste Testmethode ist die der Allergenkarenz. Hierbei ernährt man sich völlig normal und **lässt nur das zu testende Nahrungsmittel weg.** Hegen Sie beispielsweise den Verdacht an einer Nussallergie zu leiden, werden hierbei alle Lebensmittel, die Nussbestandteile enthalten, gemieden. Tritt nach zwei bis drei Wochen eine Besserung der Symptome ein, bestätigt sich der Verdacht einer Nussallergie. Das Testen mit dieser Methode ist dann möglich, wenn Sie bereits den Verdacht auf ein bestimmtes Lebensmittel hegen, z.B. nach dem Verzehr roher Äpfel jucken im Gaumen bereich.

Weshalb ist es so schwer, eine Nahrungsmittel-allergie bei Tests zu erkennen.

Hauttests wie auch Laboruntersuchungen versagen oft bei Nahrungsmittelallergien. Dafür gibt es verschiedene, zum Teil recht komplizierte Erklärungen. Leicht verständlich dagegen ist, dass mit allen Haut- und Bluttests nur die Allergene gefunden werden können, die tatsächlich getestet wurden.

Was ich nicht suche, kann ich nicht finden.

So kann eine Allergie gegen eine exotische Frucht nur dann festgestellt werden, wenn der Allergiker auch mit dieser Substanz getestet wird. Das heißt also, dass nur diejenigen Allergene erkannt werden können, die in die Untersuchung einbezogen worden sind. Bedenkt man nun, wie hoch die Zahl der in Frage kommenden Nahrungsmittelallergene liegt, so ist leicht feststellbar, dass diese Tests alleine nicht ausreichen das aktuelle Allergen zu finden. Manche allergische Reaktionen laufen ohne Beteiligung des Immunsystems ab (pseudoallergische Reaktionen) und können somit mit den herkömmlichen Testmethoden nicht erfasst werden. Generell aber gilt, dass Hauttests und Laboruntersuchungen nur einen Hinweis auf eine mögliche Nahrungsmittelallergie geben können. Verschaffen Sie sich anhand der bereits erwähnten Methoden (z.B. Nahrungsmittelkarenz) Gewissheit über mögliche Allergien auf Lebensmittel.

BEISPIEL

Ein Bluttest gibt einen Hinweis auf eine Nahrungsmittelallergie:

Bei einer Patientin zeigten Haut- und Bluttest eine Sensibilisierung gegen Birkenpollen an. Daraufhin wurden auch die dazugehörigen Nahrungsmittel getestet (Kreuzreaktionen bestimmter Lebensmittel auf Birkenpollen). Dabei wurde auch eine Sensibilisierung gegenüber Stein- und Kernobst festgestellt. Wir befragten die Patientin, ob sie tatsächlich Reaktionen beim Verzehr dieser Nahrungsmittel verspürt und sie bestätigt beim Genuss roher Äpfel, sowie bei Haselnuss und Kirsche ein Anschwellen im Rachenbereich. Hier stimmt somit die Krankengeschichte mit dem Bluttest einigermaßen überein, was leider nicht immer so abläuft.

BEISPIEL

Ein Bluttest gibt keinen Hinweis auf eine Nahrungsmittelallergie:

Eine Mutter kam mit der Bitte zu uns, bei ihrem sechsjährigen Kind einen Bluttest gegenüber Hühnerei durchzuführen. Bereits vor vier Jahren wurde aufgrund einer Neurodermitis diesbezüglich ein Test durchgeführt. Die Antikörper bei Hühnerei lagen so hoch, dass sie alle Nahrungsbestandteile mit Hühnerei wegließ. Da bekannt ist, dass sich gerade bei Kindern eine Allergie wieder verlieren kann, machten wir diesen Test und stellten erneut eine hohe Konzentration von Antikörpern gegen Hühnerei fest. Unter Aufsicht von allergiegeschulten Ärzten wurde dem Jungen ein Stück Kuchen gegeben, um feststellen zu können, inwieweit der Bluttest mit der tatsächlichen Reaktion übereinstimmt. Das Ergebnis war verblüffend: Es traten keinerlei Reaktionen nach dem Verzehr dieses Kuchens auf. Trotzdem wurde der Mutter geraten, nur kleine Mengen zu geben und stets Reaktionen des Kindes dabei zu beobachten.

Was ist Milchschorf?

Milchschorf hat mit einer **Milcheiweißallergie nichts zu tun**, deshalb sind Empfehlungen Milch- und Milchprodukte zu meiden, wenn im Säuglingsalter ein Milchschorf vorgelegen hat nicht richtig. Unter Milchschorf versteht man ein Säuglingsekzem, das meist im dritten Lebensmonat auftritt und als „Frühform" des atopischem Ekzems bezeichnet wird. Der Milchschorf ist eine Schuppenkruste, die meist im Gesicht und am behaarten Kopf auftritt und einer eingebrannten, übergelaufenen Milch ähnelt. Das Säuglingsekzem kann ein vorübergehendes Phänomen, aber auch ein **Anzeichen für eine Neurodermitis** sein.

Neurodermitis und Ernährung

Wie bereits erwähnt, lösen bei ca. 10 bis 15 % aller Neurodermitiker Nahrungsmittel eine Allergie aus, gehäuft bei Kindern. Die Frage nach einer „einheitlichen Neurodermitisdiät", muss mit einem klaren „Nein" beantwortet werden. Jeder betroffene Patient mit atopischem Ekzem ist dabei gefordert, seine individuelle Verträglichkeit gegenüber Nahrungsmitteln herauszufinden. Lassen Sie niemals einfach auf Verdacht hin Lebensmittel weg, schon gar nicht, wenn es sich dabei um Grundnahrungsmittel, wie z.B. Milchprodukte handelt! Die Mangelerscheinungen, die dabei entstehen, können gravierende Folgen mit sich bringen, nicht zuletzt wird die Lust auf Essen erheblich geschmälert. Nur wenn Sie sicher sind, dass Sie eine Reaktion auf dieses oder jenes Lebensmittel haben, sollten Sie es meiden. Vergessen Sie dabei auch nicht: Zum einen treten häufig erst beim Verzehr größerer Mengen Reaktionen auf, zum anderen spielt eine körperliche Anstrengung und die Psyche eine große Rolle bei der Entstehung von Reaktionen.

Nahrungsmittel, die am häufigsten Allergien auslösen

Milch und Milchprodukte
Hühnerei und Produkte, die Hühnerei enthalten
Fisch, Schalen- und Krustentiere
Nüsse, Sellerie
Zitrusfrüchte
Kernobst, Steinobst, Gewürze, Kräuter, Mohn
Soja und daraus hergestellte Produkte
Rohes Vollkorngetreide (Frischkornmüsli)

Hinzu kommen Lebensmittel mit hoher Konzentration von **Histamin und anderen biogenen Aminen**, (siehe Kapitel „biogene Amine" Seite 49) und Nahrungsmittel, die histaminfreisetzend wirken. Bei Kindern hat man beobachtet, dass tierische Lebensmittel, also **Milcheiweiß**, **Hühnereiweiß** und **Fisch** die meisten allergischen Reaktionen auslösen, sich aber mit dem Heranwachsen wieder verlieren können. Erwachsene dagegen reagieren vermehrt auf pflanzliche Lebensmittel, wie **Kräuter**, **Gewürze**, **Stein- und Kernobst** sowie **Nüsse**, bedingt oft durch Kreuzreaktionen auf Pollen.

Unverträglichkeitsreaktionen auf Lebensmittel können verschiedene Ursachen haben

Lange Zeit war umstritten, ob die Ernährung bei Neurodermitis eine Rolle spielt. Inzwischen weiß man aber aus jahrelanger Erfahrung und von Studien, dass bestimmte Nahrungsmittel als Allergene eine Neurodermitis verursachen können und andere, ohne dass eine allergische Reaktion vorliegt, das Erscheinungsbild der Haut beeinflussen. Das heißt, dass nicht jede Reaktion auf ein Nahrungsmittel oder auf Zusatzstoffe auch gleichzeitig eine Allergie bedeuten muss. Somit wird klar, dass Unverträglichkeitsreaktionen auf Lebensmittel verschiedene Ursachen haben können.

Im Wesentlichen sind dabei zu unterscheiden:

- *Unspezifische Unverträglichkeiten*
- *Echte Allergien*
- *Pseudoallergien (Scheinallergien)*

Unspezifische Unverträglichkeiten

können auftreten bei Verzehr von

Zucker: Zuckerhaltige Nahrungsmittel wie: Schokolade, Kuchen, Gebäck, Pralinen, Honig, Rübensirup, Ahornsirup, Pudding, Marmelade (einschließlich der Sorten „ohne Zuckerzusatz") zuckerhaltige Limonaden, Cola, Gummibärchen, Fruchtnektar, zuckerhaltige Obstkonserven, Zuckerwatte, Trockenobst, Fruchtsäfte, Speiseeis, brauner Zucker, alle Lebensmittel mit der Produktaufschrift: Maissirup, Dextrose, Fruktose, Glukose, Maltose, Saccharose oder Zucker.

Säure: Sehr säurehaltige Lebensmittel wie Essig, sauer eingelegtes Gemüse (Essiggurken, Mixed Pickles), Tomate, Rollmops in Essig eingelegt, Senf, Ketchup,

Rhabarber, Beerenobst (Stachelbeere, Johannisbeere, Himbeere), Kiwi, Gummibärchen, Limonaden wie Sprite, Fanta, Cola, Zitrusfrüchte, vor allem Apfelsinen, Ananas, Zitrone, Grapefruit.

Scharfes Gemüse: Meerrettich, Radieschen, Zwiebel, Lauch, Schnittlauch, Knoblauch, Rettich.

Scharfe Gewürze: Cayennepfeffer, Curry, scharfer Paprika, Chili.

TIPPS FÜR DIE PRAXIS

- ➥ *Säure kann durch die Zubereitungsart gemildert werden. Zum Beispiel wenn eine Tomatensoße mit Sahne oder durch Mehl gebunden wird, verträgt sie der Neurodermitiker besser, als die bloße passierte Tomate.*
- ➥ *Rohe Tomaten sind nicht als so verträglich einzustufen wie gekochte.*
- ➥ *Ein Salatdressing mit Balsamicoessig zubereitet wird besser toleriert als mit Obst- oder Weinbrandessig, noch besser wird die Verträglichkeit, wenn zudem Sahne oder Crème fraîche verwendet wird. Beerenobst, als Kompott zubereitet, löst meist keine Beschwerden aus, wogegen rohe Beeren oft zu Juckreiz führen.*
- ➥ *Gehen Sie mit Senf und Ketchup vorsichtig um, diese Lebensmittel werden bei der Frage nach den auslösenden Faktoren oft vergessen.*
- ➥ *Aber auch im Bereich der unspezifischen Unverträglichkeiten gilt meist die Regel: Die Menge macht es aus.*
- ➥ *Wichtig zu wissen ist die Tatsache, dass sehr viele Lebensmittel sowohl Zucker als auch Säure enthalten.*
- ➥ *Gummibärchen werden meist wegen des hohen Zuckergehaltes des verstärkten Juckreizes beschuldigt, dabei enthalten sie auch sehr viel Säure.*
- ➥ *Dasselbe gilt bei Limonaden und Cola sowie bei Fruchtspeiseeis.*
- ➥ *Scharfe Gemüse, vor allem die Zwiebel, werden gekocht besser toleriert als roh, während scharfe Gewürze oft weder roh noch gekocht vertragen werden.*

Erfahrungswerte bei unspezifischen Unverträglichkeiten:

Es ist bis zum heutigen Tag wissenschaftlich nicht abschließend geklärt, weshalb ein Neurodermitiker vor allem auf besonders säure- oder zuckerhaltige Lebensmittel Reaktionen bekommen kann. Manche Wissenschaftler führen die Unverträglichkeit von Zucker auf

Über viele Jahre hinweg konnten wir bei Neurodermitikern folgendes beobachten:

Patienten berichten, dass sie nach dem Verzehr von Apfelsinen sowie Zitronensäure und Ananas einen starken Juckreiz verspüren. Dies ist bei Kindern verstärkt im Afterbereich der Fall, aber auch im Gesicht treten Hautrötungen auf, die bei vermehrtem Genuss sogar eine Ekzembildung auslösen. Beim Genuss von Essig jedoch wurden bei diesen Patienten keine Reaktionen wahrgenommen.

Außerdem konnten wir die Erfahrung machen, dass zuckerhaltige Lebensmittel gerade bei Kindern Hautreaktionen verstärken können. Hier können vor allem die Kniekehlen und Armbeugen, aber auch das Gesicht betroffen sein. Nach dem Verzehr einer rohen Tomate kann sich beispielsweise im Mundbereich eine stark juckende Rötung, die über Stunden anhalten kann, bilden.

Andere Patienten klagen über Schleimhautreaktionen beim vermehrten Verzehr von Essig, Senf und Ketchup. Hier ist meist eine schmerzhafte Bläschenbildung auf der Zunge sowie am Gaumen zu beobachten. Aber auch Zitrusfrüchte können diese Reaktionen auslösen. Hier sind erfahrungsgemäß auch Erwachsene öfter betroffen. Zuckerhaltige Lebensmittel dagegen, die nicht zusätzlich noch Säure enthalten, werden gut vertragen (z. B. russisch Brot, Schokolade).

Das klassische Beispiel aber ist folgendes: Bei Kleinkindern verstärkt sich der Juckreiz sowohl bei zucker- als auch bei säurehaltigen Lebensmitteln, dabei sind Zitrusfrüchte an erster Stelle zu nennen. Die rohe Tomate löst sehr häufig ein Kontaktekzem an den Lippen aus sowie ein Juckreiz an den Mundschleimhäuten. Mit dem Heranwachsen wird die tolerierbare Menge immer größer, die Empfindlichkeit auf diese Lebensmittel lässt nach. Aber auch hierbei gibt es keine generelle Empfehlung, zumal es Kinder gibt, die ihre Empfindlichkeit nie verlieren und andere, die überhaupt nie darauf reagieren.

Da man Kindern ohnehin nie scharfe Gewürze oder scharfe Gemüse verabreicht, konnten wir diesbezüglich keine Erfahrungswerte sammeln. Erwachsene jedoch äußern öfters den Wunsch, ihre Speisen mild zu würzen und rohe Zwiebel, Rettichsalat oder Radieschen ganz zu meiden.

eine Verdauungsstörung, bedingt durch Enzymmangel und krankmachende Pilze und Bakterien zurück. Diese Erkenntnis stützt sich auf jahrelange Erfahrungswerte vieler Patienten mit atopischem Ekzem. Deshalb ist es sehr wichtig dass jeder Neurodermitiker seine individuelle Verträglichkeit diesbezüglich kritisch überprüft. Des Öfteren werden kleine Mengen vertragen, aber bei übermäßigem Genuss kommt es zu einer Verschlechterung des Hautbildes. Wir sehen aber auch, dass Patienten auf solche Lebensmittel überhaupt keine Reaktion aufwiesen, und betonen deshalb, dass ein pauschaler Verzicht niemals ausgesprochen werden kann. Die nachfolgenden Beispiele aus der Praxis sollen Ihnen verdeutlichen, dass es gerade bei den Lebensmitteln mit unspezifischer Unverträglichkeit kein „Pauschaldenken" geben kann. Kinder mit Neurodermitis sind davon häufiger betroffen als Erwachsene.

Wie gehe ich als Neurodermitiker mit Zucker und Säure um?

- Denken Sie daran, dass die Symptome meist mengenbezogen auftreten.
- Erlauben Sie sich oder Ihrem Kind öfters **kleine Mengen** und beobachten Sie kritisch, ob sich das Erscheinungsbild der Haut verschlechtert.
- Stellen Sie bei Ihren Kindern **keine Verbote** auf, sondern bieten Sie Alternativen, z. B. statt Süßigkeiten Malstifte, statt Fruchtzwerge, die viel Zucker enthalten, bereiten Sie einen Naturjoghurt mit frischem Obst zu, statt Limonaden werden verdünnte Apfel- oder Traubensäfte angeboten. Geben Sie Ihrem Kind lieber **Milchspeiseeis statt Fruchtspeiseeis.**
- Kinder müssen selber **Erfahrungswerte** sammeln. Ein Kind, das einmal auf die heiße Herdplatte gefasst hat, wird es kein zweites Mal tun. So lernt ein Kind auch sehr schnell, dass der übermäßige Verzehr z. B. von Gummibärchen, einen sehr unangenehmen Juckreiz mit sich bringt und das „nächtliche" Kratzen dann nicht ausbleibt.
- **Lassen Sie Ihr Kind bei der Gestaltung des Speiseplans mitreden!**

EINE BERECHTIGTE FRAGE:

Bekommt Ihr Kind starken Juckreiz, weil Sie das Eis nicht geben möchten, oder aber weil Sie ihm nach langem „Geschrei" doch eine Kugel gekauft haben?

Erfahrungen haben gezeigt, dass Kinder mit Neurodermitis sehr stark darunter leiden, eine „Außenseiterrolle" zu haben. Andere Kinder leiden nicht unter entstehenden Hautausschlägen und dürfen alles essen.

➥ Versuchen Sie Lebensmittel, die stark zuckerhaltig sind und dazu noch viel Säure enthalten einzuschränken, wenn Sie diesbezüglich Hautveränderungen festgestellt haben. Dazu zählen u.a. Gummibärchen, Limonade, Cola, Ketchup, Fruchtspeiseeis, Marmelade, Fruchtnektar sowie Fruchtsäfte, die aus Zitrusfrüchten hergestellt sind.

➥ Denken Sie daran, dass eine **Unverträglichkeit auf Säure oder Zucker nicht ein Leben lang bestehen bleiben muss!** Was vor einem halben Jahr war, kann sich bereits völlig verändert haben.

➥ Auch andere Faktoren spielen bei der Entstehung von Reaktionen eine wichtige Rolle. Achten Sie bei Ihrem Kind nach **sportlicher Aktivität**, ob zucker- oder säurehaltige Lebensmittel schlechter vertragen werden als im Ruhezustand.

➥ Achten Sie auch auf die Psyche Ihres Kindes: Gab es **Ärger in der Schule, im Kindergarten?**

➥ **Ist Ihr Kind aus irgendeinem Grund traurig?** So konnten wir beobachten, dass die „Belohnung" in Form von Süßigkeiten, weil das Kind einen guten Wettkampf absolviert hat, oder weil es so traurig ist, nicht richtig ist. Hierbei kommt es vermehrt zu Hautreaktionen.

ANMERKUNG:

Wir haben unsere Empfehlungen im Bereich der unspezifischen Unverträglichkeiten bewusst an geplagte Mütter mit „Neurodermitis-Kindern" gerichtet, da diese am häufigsten mit diesem Problem konfrontiert sind und wir in unserem Mutter-Kind-Haus diesbezüglich reichlich Erfahrungen sammeln konnten. Sind Sie als Erwachsener davon betroffen, gelten natürlich dieselben Empfehlungen.

Echte Nahrungsmittelallergie

Nahrungsmittelallergien sind dadurch gekennzeichnet, dass das Immunsystem des Körpers Immunglobulin E (IgE) bildet, die sogenannten Antikörper. Diese Antikörper sind für eine allergische Reaktion verantwortlich.

Der Ablauf einer allergischen Reaktion auf Nahrungsmittel läuft folgendermaßen ab. Durch die Aufnahme eines Lebensmittels kommt es zum Kontakt mit dem Allergen, auch Antigen genannt.

Allergene sind Substanzen, die vom Organismus als „Feind" angesehen werden.

Es handelt sich eigentlich um ganz unproblematische Nahrungsbestandteile, wie beispielsweise Nüsse, Fisch oder auch Pollen. Das Immunsystem des Allergikers bildet entsprechende Antikörper (IgE). Diese Phase wird auch „Sensibilisierungsphase" genannt. Dabei setzen sich diese Antikörper auf der äußeren Hülle bestimmter Zellen, den sogenannten Mastzellen, fest. Diese befinden sich vor allem in der Haut, an Schleimhäuten von Auge, Nase, Magen-Darm und Lunge. Kommt es nun erneut zur Aufnahme dieses Lebensmittels, erinnert sich das Immunsystem an diesen „Feind" und setzt die bereits gebildeten Antikörper ein. Man nennt dies auch „Antigen-Antikörperreaktion". Diese nach außen gerichteten Antikörper berühren so die Allergene. Eine Verbindung zu den Mastzellen wird hergestellt, die dadurch angeregt werden, bestimmte Gewebshormone in großen Mengen auszuschütten, vor allem **Histamin**. Diese Phase wird auch als „Reaktionsphase" bezeichnet.

Das Gewebshormon Histamin ist somit vorwiegend für alle unangenehmen Begleiterscheinungen einer Allergie verantwortlich, beispielsweise starker Juckreiz, Ekzembildung, tränende Augen, Niesanfälle, verstopfte Nase, Magen- und Darmbeschwerden bis hin zur akuten Luftnot.

Der Begriff **„Allergie"** bedeutet somit eine **veränderte Reaktionsfähigkeit im Organismus**.

Im Normalfall reagiert der Körper auf schädliche Einwirkungen von außen, wie zum Beispiel Bakterien, Pilze oder Viren mit einer sinnvoll gesteuerten „Immunantwort". Verantwortlich dafür sind bestimmte Abwehrzellen oder Antikörper. Bei Vorerkrankungen (AIDS, Masern) kann das Immunsystem geschwächt

Eine Kuhmilch-allergie zeigt sich bei Kindern, aber auch bei Erwachsenen häufig mit Krämpfen, Erbrechen oder Durchfall.

sein und reagiert somit nur sehr gering auf Eindringlinge. Eine allergische Reaktion liegt also dann vor, wenn der Organismus (das Immunsystem) „überschießend" reagiert und – wie bereits erwähnt – im Normalfall unproblematische Bestandteile der Natur als „Feind" betrachtend hohe Mengen Histamin ausschüttet.

Auslöser von **Lebensmittelallergien** (Allergene) können Eiweiße oder Verbindungen von Eiweiß und Kohlenhydraten sein, die in Grundnahrungsmitteln wie Milch, Getreide, Obst, Gemüse, Ei und Fisch enthalten sind. Zucker und Fette sind als Allergene nicht bekannt. Jeder Allergiker reagiert individuell. Bei einer echten Nahrungsmittelallergie handelt es sich meist nur um ein ganz bestimmtes Nahrungsmittel. Beispielsweise reagiert ein Mensch nur ganz spezifisch auf „Erdnuss" mit akuter Atemnot, kann aber alle anderen Nüsse und auch alle anderen Lebensmittel vertragen.

Dabei sind die Symptome einer Lebensmittelallergie weder typisch für ein Organ noch beschränken sie sich auf ein bestimmtes Lebensmittel. Der eine verspürt nach dem Verzehr einer Haselnuss lediglich ein Kratzen im Hals, der andere reagiert am ganzen Körper mit Nesselsucht, nachdem er Fisch gegessen hat.

Lebensmittelallergene können Atembeschwerden auslösen, so kann es nach dem Verzehr eines rohen Apfels

BEISPIEL AUS DER PRAXIS:

Eine Mutter kam mit ihrem zweijährigem „Neurodermitiskind" in unser Mutter-Kindhaus mit folgendem Problem: Das Kind reagiere bereits auf kleinste Mengen Kuhmilch und andere Milchprodukte mit starkem Durchfall und Erbrechen, das Hautbild verschlechtete sich zudem. Da bei Kleinkindern sehr häufig eine Kuhmilchallergie vorliegt, wurde diesbezüglich ein Bluttest durchgeführt. Zu beobachten war ein stark erhöhter Immunglobulin-E-Wert (IgE) auf Kuhmilcheiweiß. Da es sich hierbei also um eine „echte Nahrungsmittelallergie" handelt, war es möglich anhand eines Bluttests die Beobachtung der Mutter zu bestätigen. Sie wurde darauf hingewiesen, dass eine Vielzahl von Kindern diese Nahrungsmittelallergien wieder verlieren.

zu Fließschnupfen oder gar zu einem schweren Asthma-Anfall kommen.
Lebensmittelallergien, die im Säuglingsalter oder Kleinkindalter auftreten, entwickeln sich erfahrungsgemäß bis ins Schulalter wieder zurück, z. B. Milch- oder Eiallergie.
Treten echte Nahrungsmittelallergien dagegen bei Erwachsenen auf, bleiben diese meist ein Leben lang bestehen, beispielsweise bei Fisch, Schalen- und Krustentiere, Nüsse, Sellerie.

Die Reaktionsabläufe einer Allergie im Organismus

Sofortreaktion: Sie wird auch Typ-1-Reaktion genannt. Das Immunglobulin E ist verantwortlich, wenn ein Allergiker bereits nach kurzer Zeit eine allergische Reaktion verspürt. Hier sind zu viele Antikörper gebildet worden. Charakteristisch sind Heuschnupfen oder das allergische Asthma sowie echte Nahrungsmittelallergien. So kann beispielsweise ein Patient nach Aufnahme einer Haselnuss bereits nach kurzer Zeit Atemnot bekommen.

Spätreaktion: Hierbei können allergische Reaktionen oft erst nach sechs bis acht Stunden, aber auch erst nach 24 Stunden oder mehr auftreten. Charakteristisch für diesen Reaktionstyp ist vor allem das allergische Kontaktekzem der Haut, wie es z. B. bei einer Nickelallergie vorkommen kann. Die Spätreaktion wird durch eine vermehrte Anzahl sensibilisierter Abwehrzellen hervorgerufen und ist nicht wie die Typ-1-Reaktion antikörperbedingt.

Pseudoallergie

Nicht alles, was wie eine Nahrungsmittelallergie aussieht, ist auch eine. Eine pseudoallergische Reaktion läuft ohne Beteiligung des Immunsystems ab, das heißt es werden keine Antikörper wie bei einer echten Allergie gebildet. Trotzdem kann es auch hierbei zu lebensbedrohlichen Situationen kommen, wenn auch nur in seltenen Fällen. Eine Pseudoallergie kann bereits beim Erstkontakt auftreten, was bei einer echten Allergie nicht der Fall sein kann.

Studien ergaben, dass pseudoallergische Reaktionen bei Kindern sich im Normalfall nach dem achten Lebensjahr wieder verlieren. Dies hängt, so wird vermutet, mit der noch nicht vollständig ausgereiften Darmschleimhaut zusammen.

Bei einer Pseudoallergie veranlasst der „Auslöser" direkt, das heißt ohne vorherige Sensibilisierung, die Freisetzung von Botenstoffen und führt so beim Erstkontakt zu einer allergischen Reaktion.

Pseudoallergien können deshalb nur durch „Auslassdiäten" und nachfolgender Provokation diagnostiziert werden.
Eine wichtige Erkenntnis ist die, dass eine pseudoallergische Reaktion meist abhängig von der Dosis ist. So zeigen sich häufig erst Symptome nach dem Verzehr größerer Mengen von Lebensmitteln, welche eine Pseudoallergie auslösen können.

Bei einer echten Lebensmittelallergie führen oft schon kleinste Mengen zu einer extremen allergischen Reaktion.

BEISPIEL AUS DER PRAXIS:
Ein Mann konnte sich nicht erklären, weshalb er jedes Mal nach dem Verzehr einer größeren Menge Thunfisch, sowie anderer Fischkonserven am ganzen Körper Quaddeln bekommt. Tiefgefrorenen Fisch dagegen vertrage er ohne Reaktionen. Zur Abklärung wurde ein Bluttest durchgeführt, aber keine Antikörper gegenüber Lebensmitteln gefunden. So testeten wir anhand einer Provokation noch weitere histaminhaltige Lebensmittel, wie z. B. Sauerkraut, Rotwein und alten, abgelagerten Bergkäse. Kleine Mengen lösten keine Symptome aus, wogegen bei größeren Mengen eine Quaddelbildung am ganzen Körper zu erkennen war.
Dieses Beispiel macht deutlich, dass eine Unverträglichkeit auf histaminreiche Lebensmittel nicht anhand eines Bluttests festgestellt werden kann und die Reaktionen mengenabhängig sind.

Verantwortlich für die sogenannten „scheinbar allergischen Reaktionen" werden folgende Lebensmittel gemacht:

- Lebensmittel mit hohen Konzentrationen von Histamin oder anderen biogenen Aminen
- Histaminfreisetzende Nahrungsmittel
- Zusatzstoffe (z.B. Farb- und Konservierungsstoffe)

Wissenschaftliche Untersuchungen ergaben, dass bei Menschen mit einer Pseudonahrungsmittelallergie eine grundlegende Mangelerscheinung vorliegen kann, die sie anfälliger macht. Man stellte fest, dass die Hälfte der Erkrankten zu wenig Magnesium besaß. Der Magnesiummangel beeinträchtigt die Histaminausschüttung und erhöht die Empfindlichkeit gegen dieses Gewebshormon. Somit wird allen Patienten, bei denen eine Pseudoallergie diagnostiziert wurde, geraten, eine Überprüfung des Nährstoffhaushaltes durchführen zu lassen.

Welche Verhaltensmaßnahmen sollten bei Verdacht auf eine Pseudoallergie ergriffen werden?

Nun wissen Sie also, dass es eine „echte Nahrungsmittelallergie" und eine „Pseudoallergie" gibt. Die Statistik als auch eigene Ergebnisse zeigen, dass nur eine Minderheit aller Neurodermitiker auf Zusatzstoffe reagiert. Diese Erkenntnis soll vor allem verunsicherte Patienten mit atopischem Ekzem ermutigen, keineswegs nur auf „Verdacht" die Ernährung derart einzuschränken. Das Weglassen aller oder einzelner Zusatzstoffe, sowie aller histaminreicher Lebensmittel verlangt einen extrem hohen Aufwand bei der Erstellung Ihres Speiseplans und sollte wirklich nur durchgeführt werden, wenn eine absolut sichere Diagnose vom Arzt gestellt wurde.

Vielleicht reagieren Sie auch nur auf einen ganz bestimmten Farb- oder Konservierungsstoff oder Glutamat, vielleicht haben Sie aber auch nur beim Verzehr bestimmter histaminreicher Lebensmittel eine verstärkte Reaktion oder die Symptome treten erst nach größeren Mengen auf.

Besteht bei Ihnen im Moment nur der Verdacht einer Pseudoallergie hilft Ihnen die Auflistung der Zusatzstoffe sowie der histaminreichen Lebensmittel weiter. Meiden Sie über zwei, drei Wochen Fertigprodukte, bereiten Sie in dieser Zeit am besten alles selber zu und lassen auch die histaminreichen Lebensmittel weg. Ein **Ernährungstagebuch** (siehe Seite 12) ist dabei sehr hilfreich, die individuelle Verträglichkeit herauszufinden.

Am sichersten allerdings ist der Weg der Nahrungsmittelkarenz.
Ernähren Sie sich drei Tage lang nur von **Rindfleisch, Reis, Kartoffeln und Salz sowie Mineralwasser** und setzen dann, vorausgesetzt es liegen keine Reaktionen vor, nach und nach Zusatzstoffe sowie histaminreiche Lebensmittel zu. Da eine pseudoallergische Reaktion meist mengenbezogen ist, sollten bei den Tests (am besten unter ärztlicher Aufsicht) größere Mengen verzehrt werden, vielleicht auf zwei oder drei Tage verteilt.
Überprüfen Sie hierbei aber auch, ob das klinische Erscheinungsbild sich nach körperlicher Aktivität sowie bei psychischer Belastung und gleichzeitiger Aufnahme von histaminreichen Lebensmitten oder Zusatzstoffen mehr verschlechtert, als wenn Sie dieselben im Ruhezustand zu sich nehmen.
Ist das Testergebnis eindeutig und Ihre Beschwerden klingen beim Weglassen dieser Lebensmittel ab, sollten Sie sich unbedingt mit Ihrem Arzt und der Ernährungsberatung in Verbindung setzen. Hohe Kenntnisse für die Zubereitung der Speisen sind erforderlich. Außerdem kann eventuell festgestellt werden, auf welchen spezifischen Zusatzstoff Sie reagieren.
Die Wahrscheinlichkeit dass auf alle Zusatzstoffe Symptome auftreten ist äußerst gering. Auch im Bereich histaminhaltiger Lebensmittel kann die Ernährungsberatung behilflich sein.
Werden die Symptome beim Weglassen dieser Nahrungsmittel nicht eindeutig besser, muss überlegt werden, ob der weitere Verzicht sinnvoll ist.
Bei der Auflistung von Zusatzstoffen haben wir uns auf die wesentlichsten Vertreter beschränkt. Für ausführlichere Informationen stehen Ihnen Fachbücher zur Verfügung.

Pseudoallergenarme Ernährung

DEFINITION ZUSATZSTOFFE

Zusatzstoffe sind alle Stoffe, die nicht normale Lebensmittelrohstoffe oder deren Inhaltsstoffe sind und die bei der Herstellung von Lebensmitteln zum Einsatz kommen. Zusatztsoffe dürfen nur nach amtlicher Zulassung verwendet werden. Zusatzstoffe müssen gesundheitlich unbedenklich sein.

Als Auslöser für eine Pseudoallergie werden **Zusatzstoffe** in Lebensmitteln genannt, weshalb wir Ihnen die wichtigsten Vertreter etwas näher erläutern. Unsere Lebensmittelkennzeichnungsverordnung ist aus allergologischer Sicht in vielen Teilen unzureichend. Dabei wäre eine vollständige Deklaration (eine für den Verbraucher sichtbare Kennzeichnung) aller Zutaten in Lebensmitteln nicht nur wünschenswert, sondern gerade für Allergiker dringend erforderlich.

Woher kommen Zusatzstoffe?

Der Begriff „Zusatzstoffe" wurde 1974 mit dem Lebensmittel und Bedarfsgegenständegesetz eingeführt, er löste den Begriff „Fremdstoff" des ehemaligen Lebensmittelgesetzes ab.
Zusatzstoffe werden entweder aus der Natur gewonnen (z. B. Hühnerei oder Soja als Lecithin), den in der Natur vorkommenden Stoffen nachgebildet oder können auch rein synthetisch sein.
Sie werden einem Lebensmittel bei der Herstellung zu einem bestimmten Zweck zugesetzt und werden im Allgemeinen als eigenständiges Lebensmittel nicht verzehrt. Vor allem muss betont werden, dass Zusatzstoffe nicht mit Stoffen wie beispielsweise Dünger oder Pflanzenschutzmittel zu verwechseln sind. In der Bundesrepublik sind etwa 330 Zusatzstoffe zugelassen, rechnet man Vitamine, Aromastoffe, Filtrierstoffe und Stoffe, die einem bestimmten ernährungsphysiologischem Zweck dienen, mit.

Kennzeichnung auf einen Blick

Bei verpackten Lebensmitteln müssen die darin verwendeten Zusatzstoffe grundsätzlich in der Zutatenliste auf der Packung angegeben werden. Technische

Hilfsstoffe bedürfen jedoch keiner besonderen Zulassung, es sind Stoffe, die zur Herstellung verwendet, aber im Laufe des Produktionsprozesses wieder entfernt werden. Vorsicht hierbei, wenn eine extreme Allergie vorliegt, Restbestände können noch enthalten sein. Von wenigen Ausnahmen sind bei verpackten Lebensmitteln alle Zutaten in absteigender Reihenfolge nach ihrem Gewichtsanteil in der Zutatenliste aufgeführt. Was an erster Stelle steht, macht somit den größten Gewichtsanteil aus, an letzter Stelle steht demnach

BEISPIEL AUS DER PRAXIS:

Wurden zum Beispiel rohe Kartoffeln vor dem Schälen mit einem Mittel gegen das Braunwerden behandelt (geschwefelt), so muss dies auf der Packung für Püreepulver nicht mehr angegeben sein. Besonders tückisch sind die Begriffe „Stärke, Quellstärke und modifizierte Stärke". Stärke (ein Kohlenhydrat) kann aus Kartoffel, Getreide, Reis oder Hülsenfrüchten gewonnen werden.

Tückisch ist auch der Begriff „Pflanzeneiweiß". Dieses Eiweiß kann praktisch von jeder Pflanze stammen, am häufigsten aus Hülsenfrüchten. Solche Eiweißvariationen finden sich insbesondere in Wurst- und Fleischimitaten.

Auch „technische Hilfsstoffe" dürfen ohne ausdrückliche Zulassung verwendet werden, wenn sie in technischen, unvermeidbaren oder gesundheitlich unbedenklichen Resten im fertigen Produkt verbleiben, zum Beispiel „Entfärber, Lösemittel, Klärmittel, Antischaummittel."

Bei lose angebotenen Stoffen müssen Konservierungsmittel, Schwefel, Süßstoffe und bei Farbstoffen nur der Oberbegriff auf Schildern neben dem Produkt angegeben werden.

Nicht angegeben werden müssen Zusatzstoffe, die über einzelne Zutaten in ein Produkt gelangen. Nehmen wir zum Beispiel Fertigpizza mit Schinken, Tomaten und Käse. Hier müssen auf der Zutatenliste nur Zutaten als solche, nicht aber die in diesen Zutaten enthaltenen Zusatzstoffe angegeben werden. Nur wenn ihr Anteil an der Gesamtmenge mehr als 25 % beträgt, müssen ihre eigenen Bestandteile genannt werden. Die Zutat der Zutat muss also bei einem Fertiggericht nicht gekennzeichnet sein, wenn ihr Anteil der Gesamtmenge weniger als 25 % beträgt.

So muss die Zutat „Nudel" in einer Fertigsuppe nur dann eigenständig mit allen Zutaten aufgelistet werden, wenn der Anteil „Nudel" an der Gesamtmenge mehr als 25 % beträgt.

der Stoff mit dem geringsten Gewichtsanteil. Demnach wird man Zusatzstoffe fast immer am Ende der Zutatenliste finden, denn ihr Anteil am Gesamtprodukt ist nur gering.

Lücken und Tücken der Kennzeichnungspflicht

Folgende Lebensmittel können Zusatzstoffe enthalten, ohne dass sie deklariert sind:

- Unverpackte, verarbeitete Lebensmittel z.B. Brot, Kuchen, Pralinen, Kekse, Wurst
- Kartoffelprodukte z.B. Kroketten, Pommes frites, vorgeschälte Kartoffeln
- Schokolade
- Lebensmittel mit zusammengesetzten Zutaten

Die Bezeichnung der Zutaten

Um dem Hersteller innerhalb bestimmter Grenzen eine gewisse Beweglichkeit in der Rezeptur zu ermöglichen, hat der Gesetzgeber eine Reihe von Zutaten in Klassen zusammengefasst und ihnen Sammelnamen gegeben. Diese können die Hersteller nun an Stelle der Verkehrsbezeichnung der einzelnen Zutaten benutzen. Beispielsweise ist es zulässig, die verschiedensten Fischarten als Zutat „Fisch" anzugeben. Allerdings darf dann auf der Packung nicht auf eine be-

BEISPIEL „FRÜHLINGSSUPPE MIT NUDELN"

Zutaten:
58% Teigwaren (Hartweizengrieß)
jodiertes Speisesalz
Geschmacksverstärker (Mononatriumglutamat, Inosinat)
7% Gemüse
Pflanzenfett gehärtet, Zucker, Stärke, Aromen, Karamell, Petersilie, Gewürz

Der „Nudelanteil" in dieser Fertigsuppe beträgt mehr als 25% und wird deshalb zusätzlich mit der Bezeichnung „Hartweizengrieß" gekennzeichnet. Der Anteil an Gemüse beträgt weniger als 25% und es muss deshalb keine Auflistung der einzelnen Gemüsesorten folgen. Zusätzlich kann der Verbraucher erkennen, dass die Teigwaren den höchsten Gewichtsanteil ausmachen und Petersilie sowie die Gewürze am wenigsten verwendet worden sind. Die genaue Menge der verwendeten Zutaten erfährt man nicht. Prozentangaben sind nur vorgeschrieben, wenn bestimmte Zutaten besonders hervorgehoben werden.

stimmte Fischart hingewiesen werden. So darf es in einer Fischsuppe einfach die Bezeichnung „Fisch" geben, in einem Heringsalat muss es in der Zutatenliste „Hering" heißen.

Die Kennzeichnung der Zusatzstoffe

Zusatzstoffe tragen fast immer einen amtlich festgelegten Klassennamen, der ihre Wirkungsweise beschreibt. Ein Lebensmittel kann z. B. verdickt, gesäuert, geliert oder gestärkt sein, dabei gibt der Klassenname Auskunft.

Emulgator
Geliermittel
Geschmacksverstärker
modifizierte Stärke
Schaumverhüter
Säuerungsmittel
Verdickungsmittel
Stabilisator
Säureregulator
Backtriebmittel
Schmelzsalz

Da es in der Praxis nicht ganz einfach ist, sich im „Irrgarten" der Zusatzstoffe zurechtzufinden, möchten wir die wichtigsten Vertreter etwas näher beschreiben.

Es gibt aber auch Zusatzstoffe, bei denen die Verkehrsbezeichnung oder die EWG-Nummer angegeben werden muss. Die EWG-Nummern sind dreistellige Zahlen, zum Teil mit einem großen „E" davor (es gibt auch einige Nummern ohne „E"). Sie gelten in allen EG-Ländern einheitlich.

Farbstoff
Antioxidationsmittel
künstlicher Süßstoff
Phosphat
Konservierungsstoff
Trennmittel
Überzugsmittel

Farbstoffe

Farbstoffe sollen einem Lebensmittel die durch Kochen und Bearbeitung veränderte Farbe wiedergeben. Bestimmte färbende Pflanzen und Fruchtauszüge wie beispielsweise Karottensaft, Holundersaft, Rote-Beete-Saft gelten nicht als „Zusatzstoff", sondern als färbende Lebensmittel. Werden solche Pflanzenfarbstoffe einem Lebensmittel zugesetzt, muss auf der Zutatenliste „mit Farbstoff" stehen.

Kennzeichnung von Farbstoffen

In der Zutatenliste steht „Farbstoff", gefolgt von den Verkehrsbezeichnungen der verwendeten Farbstoffe oder ihren EWG-Nummern.

Für das „Umröten“ von Fleischerzeugnissen (z. B. Kassler) durch das die rote Fleischfarbe verbessert wird oder erhalten bleibt, verwendet man „Nitritpökelsalz“. Dies zählt man jedoch nicht zu den Farbstoffen (s. Seite 39).

Vorkommen von Farbstoff

Nichtalkoholische, aromatisierte Getränke, rote Obstkonserven, Speiseeis, Schmelzkäse, Soßen Würzmittel, Senf, Lachsersatz, Räucherfisch, Spirituosen, essbare Käserinde sowie Wursthüllen, u. a

Zugelassene Farbstoffe

Farbstoffe können entweder natürlichen Ursprungs sein, aber auch naturidentisch, das heißt, sie kommen in der Natur vor, wurden aber völlig identisch, jedoch auf chemischem Wege, der Natur nachgebaut. Es gibt aber auch Farbstoffe, die rein synthetisch hergestellt sind, diese sind im Vergleich zu den natürlichen Farbstoffen wesentlich hitze- und lichtstabiler.

Betanin (E 162) Farbstoff aus Rote Beete gewonnen
Chlorophyll (E 140) Farbstoff aus grünen Pflanzen, z. B. Spinat
Zuckercouleur (E 150) brauner Farbstoff, z. B. in Brot und Getränken
Kurkumin (E 100) Naturfarbstoff, orangegelb aus Curry
Betakarotin (E 160a) Pro Vitamin A, naturidentisch hergestellt
Alphakarotin, Gammakarotin (E 160 a) kommt in vielen Pflanzen vor
Tartrazin (E 102) synthetischer Farbstoff, gelb

Farbstoffe, die eine Pseudoallergie auslösen können

Tartrazin (E 102) Vorsicht! Bei einer Intoleranz auf Aspirin sollte dieser Farbstoff gemieden werden
Gelborange S (E 110)
Azorubin (E 122)
Amaranth (E 123)
Cochenillerot A (E 124)
Erythrocin (E 127)
Patentblau V (E 131)
Indigotin I (E 132)

Diese Stoffe können bei empfindlichen Personen Reaktionen wie **Nesselsucht** (Urticaria), **Asthma** und **Fließschnupfen** auslösen.
Arzneimittel, die mit **Tartrazin** gefärbt sind, müssen

auf dem Beipackzettel eine Kennzeichnung haben. Ihren Einsatz finden diese Farbstoffe vor allem in Süßwaren, Getränken, Fruchtgelees, Lachsersatz, Pudding, Likör, Spirituosen, Eis, kandierten Früchten, Konservenfrüchten und Senf.

Konservierungsstoffe

Viele Lebensmittel lassen sich durch physikalische Methoden, wie Wärme- und Kältebehandlung haltbar machen. Doch nicht bei allen Nahrungsmitteln lässt sich so der erwünschte Schutz vor Verderb durch Bakterien, Hefe- oder Schimmelpilze erreichen. In solchen Fällen finden Konservierungsmittel Verwendung. Sie hemmen das Wachstum von Mikroorganismen, wodurch das Lebensmittel haltbarer gemacht wird.

Konservierungsstoffe die eine Pseudoallergie auslösen können

Sorbinsäure (E 200–E 203)
Benzoesäure und deren Salze (E 210–E 213)
PHB-Ester (E 214–E 219) – kommt oft in Verbindung mit Sorbinsäure vor
Schwefeldioxid und Sulfate (E 220–E 227)
Biphenyl (E 230)
Natriumsalz (E 232)
Thiabendazol (E 233)
Nitrite (E 249 und E 250)

Sie kommen z. B. in Fischkonserven, Fruchtsäften, verpacktem Brot, Mayonnaise, Süßigkeiten, Zitrusfrüchten, geräucherten, gepökelten Wurst- und Fleischwaren, abgepacktem, geschnittenem Käse, Kartoffelteig und Kartoffelerzeugnissen, Gemüse und Obst in Essig eingelegt und getrocknetem Gemüse, Trockenfrüchten sowie in Füllungen von Ravioli, in nichtalkoholischen, aromatisierten Getränken u. a. vor.

Wichtig für Patienten, die allergisch auf Benzoesäure reagieren

Benzoesäure kommt in der Natur in folgenden Lebensmitteln vor:

Preiselbeeren, Johannisbeeren, Himbeeren, Pflaumen, Gewürznelken, Heidelbeeren

Menschen, die allergisch auf Benzoesäure reagieren müssen auch die Lebensmittel meiden, in denen Benzoesäure auf natürlicher Basis vorkommt. So muss bei einer Unverträglichkeit auf Preiselbeeren beispielsweise beobachtet werden, ob auch eine Reaktion beim Verzehr von Benzoesäure vorliegt.

PHB-Ester löst erfahrungsgemäß nur selten eine allergische Reaktion aus.
Der Gehalt an Schwefel ist geringer bei trockenem Wein, als bei süßem, auch Rotwein besitzt geringere Schwefelmengen als Weißwein.
Fast jeder zehnte Asthmatiker entwickelt eine Empfindlichkeit gegenüber Schwefel.

Nitritpökelsalz

Es wird als Konservierungsstoff und „Umrötungsstoff" bei Fleisch- und Wursterzeugnissen eingesetzt und verhindert das Wachstum des „Clostridium Botulinum", der das für den Menschen tödlich verlaufende Botulinumgift erzeugt.
Etwa 95% aller Wurstwaren werden heute gepökelt. Neuere Forschungen haben ergeben, dass aus den Nitriten und bestimmten im Körper oder in Lebensmittel vorhandenen Stoffen Nitrosamine gebildet werden können. Diese sind in Tierversuchen als krebserregend eingestuft worden. Deshalb wurde der Nitritgehalt von Pökelsalz heruntergesetzt.

Kennzeichnung

In der Zutatenliste steht „Nitritpökelsalz" oder „Kaliumnitrat".

Nitritpökelsalz kann als Auslöser einer Pseudoallergie in Frage kommen.

Antioxidationsmittel

Sie verhindern das „Ranzigwerden" von Fetten und die Zerstörung luftempfindlicher Vitamine und Aromastoffe. Die bekannteste Wirkung von Sauerstoff auf Lebensmittel ist das „Ranzigwerden" von Fett. Die im Zitronensaft enthaltene Ascorbinsäure (Vitamin C) hat eine antioxidierende Wirkung. In den Samen vieler ölhaltiger Pflanzen und Getreidesorten wirken „Tocopherole" (Vitamin E) antioxidierend. So setzt man diese Stoffe bewusst auch anderen Lebensmitteln zu, beispielsweise der Margarine um das Fett gegen Verderb zu schützen. Aber auch in Kuchen, Suppen, Saucen, Knabbererzeugnisse, Marzipan, Nussmassen werden sie eingesetzt.

Kennzeichnung

In der Zutatenliste erscheinen sie hinter ihrem Klassennamen einzeln oder ihrer EWG-Nummer.

Antioxidationsmittel können eine Pseudoallergie auslösen.

Trennmittel

Sie verhindern das Ankleben an Formen und Blechen (z. B. beim Brot- oder Kuchenbacken), sowie das Verklumpen (z. B. bei Salz), sie machen rieselfähig und verhindern das Verkleben untereinander (z. B. Bonbons, Gummibärchen in der Tüte).

Kennzeichnung

Sie müssen in der Zutatenliste mit ihrem jeweiligen Klassennamen einzeln und mit ihrer Verkehrsbezeichnung oder EWG-Nummer gekennzeichnet sein.

Trennmittel können eine Pseudoallergie auslösen.

Überzugsmittel

Sie schützen stückige Lebensmittel, z. B. Zitrusfrüchte, Käsesorten, wie Edamer, vor dem Austrocknen und vor Aromaverlusten. Es sind Wachse, die warm und flüssig auf die Oberfläche aufgetragen werden und beim Erkalten einen festen Film bilden. Zuckerwaren, Zitrusfrüchte sowie bestimmte Käse- und Wurstwaren dürfen mit derartigen Überzügen versehen werden. Rohwürste dürfen mit Talkum überzogen werden, einige Käsesorten auch mit Kunststoffen. Sie müssen dann aber den Hinweis tragen:

„Schale nicht zum Verzehr geeignet"

Kennzeichnung

Die verwendeten Überzugsmittel müssen mit dem Klassennamen mit ihrer Verkehrsbezeichnung oder mit der EWG-Nummer in der Zutatenliste stehen, Zitrusfrüchte müssen zusätzlich mit dem Hinweis „gewachst" versehen sein.

Phosphate

Phosphate werden wegen ihrer Vielseitigkeit häufig als Zusatzstoffe genutzt. Sie wirken als „Stabilisatoren" und „Emulgatoren", wichtig sind sie heute bei der Wurstherstellung, da nicht mehr wie früher warmes Schlachtfleisch, sondern erkaltetes Fleisch verarbeitet wird. Phosphate erhöhen das Wasserverbindungsvermögen, verleihen den Erzeugnissen eine höhere Schnittfestigkeit und verbessern die Farbe. Sie verhindern aber auch das Verklumpen pulvriger Produkte, wie z. B. Tafelsalz. In Backtriebmittel werden sie als Säureträger eingesetzt. Sie werden auch in Verbindung mit dem hyperkinetischen Syndrom gebracht (Kombination von Verhaltenstörungen bei Kindern), wobei wissenschaftliche Untersuchungen keine gesicherten Beweise ergeben, dass eine erhöhte Phosphorzufuhr mit der Nahrung solche kinetischen Verhaltensstörungen auslöst oder dass wiederum eine herabgesetzte Zufuhr solche Störungen vermindert.

Kennzeichnung

Der Zusatz von Phosphaten muss gekennzeichnet werden, bei unverpackten Produkten muss ebenso angegeben werden „enthält Phosphat".

Phosphate können eine Pseudoallergie auslösen.

Mehlbehandlungsmittel

Es sind Stoffe, die eine Verbesserung der Backeigenschaft bezwecken, vor allem bei Weizenmehlen. Als Mehlbehandlungsmittel kommen Ascorbinsäure, sowie die Eiweißbausteine Cystin und Cystein, sowie Cysteinhydrochlorid in Frage.

Kennzeichnung

In der Zutatenliste steht Mehlbehandlungsmittel, gefolgt von der Verkehrsbezeichnung oder der EWG-Nummer.

Mehlbehandlungsmittel können eine Pseudoallergie auslösen.

Gelier- und Verdickungsmittel

Diese bilden standfeste Gelee z. B. in Eiscreme, Milcherzeugnissen, sowie Bäckerei- und Konditoreiprodukten. Hier finden vor allem aus Algen extrahierte Verdickungsmittel ihre Anwendung. Aber auch aus Gummi arabicum und Johannisbrotkernmehl sowie Guarkernmehl (aus Samen der Hülsenfrüchte gewonnen) werden Verdickungsmittel gewonnen. Sie dienen dabei als Bindemittel in Fertigprodukten, als Stabilisatoren, z. B. für Sahne, Eiscremes oder als Frischhaltemittel in Brot und Backwaren.

Das Geliermittel „**Pektin**" kommt von Natur aus in Obst vor und bildet zusammen mit Wasser, Zucker und Säure ein festes Gel. Konfitüre, Pudding aber auch bestimmte Milcherzeugnisse, erhalten so die entsprechende Konsistenz.

Kennzeichnung

In der Zutatenliste brauchen die einzelnen verwendeten Zusatzstoffe nach der Angabe „Verdickungsmittel" nicht genannt zu werden.

Ausnahme: „Phosphat". Manche haben eine Wirkung auf Eiweiß und werden deshalb auch als Verdickungsmittel eingesetzt.

Hinter dem Begriff „**Stabilisatoren**" können sich also folgende Begriffe verstecken: **Emulgatoren**, **Gelier- und Verdickungsmittel**, **Phosphate**.

Gelier- und Verdickungsmittel können eine Pseudoallergie auslösen.

Modifizierte Stärke

Chemisch veränderte Stärke gehört im Gegensatz zu der physikalisch behandelten Stärke zu den Zusatzstoffen. Kartoffel- oder Getreidestärken werden dabei für verschiedene Verwendungszwecke chemisch geringfügig verändert, sie werden anpassungsfähig gemacht, z. B. beim Binden von Suppen und Soßen. Mit modifizierter Stärke werden Lebensmittel angedickt, damit sie später kein Wasser auf der Oberfläche absetzen.

Kennzeichnung

In der Zutatenliste erscheinen sie unter der Bezeichnung „modifizierte Stärke".

Modifizierte Stärke löst meist keine Pseudoallergie aus.

Geschmacksverstärker

Dies ist wohl im Bereich der Pseudoallergie der wichtigste Zusatzstoff.

Sie verstärken den Geschmack anderer Stoffe, wobei sie selbst keine oder nur wenig Geschmacksempfindung auslösen. Die bekanntesten Vertreter sind dabei Glutaminsäure und Glutamate. Diese heute sehr gebräuchlichen Zusatzstoffe werden aus einer Meerespflanze oder aus Rückständen der Zuckerrübe gewonnen und vielen Lebensmitteln zugesetzt (Fertigbrühen, Suppen, Soßen, Fertiggerichten, Wurstwaren, Gemüsekonserven, Getränke). Glutamat ist oft in fertigen Gewürzzubereitungen enthalten. Überhöhte Aufnahme von Glutamat kann bei empfindlichen Menschen zu Herzrasen, Hautrötungen, Brennen im Genick, in den Unterarmen, sowie im Brustbereich, Krämpfen,

BEISPIEL AUS DER PRAXIS:

Eine Patientin kam zu uns in die Klinik mit folgendem Problem: Phasenweise leide sie an Herzrasen und völliger innerer Unruhe, dazu kämen Schweißausbrüche und ein Brennen im Brustbereich.

Eine internistische Untersuchung hatte keinen Erfolg gebracht, ihr Herz weise keine klinischen Symptome auf. Man befragte sie, ob sie großen Stress habe und deshalb diese Reaktionen auftauchen würden. Sie selbst fand aber keine Erklärung für das „Kommen und Gehen" dieser Beschwerden. Oft im Ruhezustand abends vor dem Fernseher fange das Herz zu rasen an, der Pulsschlag sei dabei erhöht.

Die Auflistung ihrer Ernährungsgewohnheiten brachte uns weiter. An kalten Tagen esse sie mit Vorliebe am Abend Nudelsuppen. Das letzte Jahr sogar verstärkt, da diese Suppen in ihr Diätprogramm zum Abnehmen passten. Da sie von einer Nickelallergie bereits wusste, sowie beim Verzehr von Zitrusfrüchten eine Bläschenbildung im gesamten Mundbereich, sowie starkes Jucken im Afterbereich verspürt, wussten wir, dass eine Veranlagung für allergische Reaktionen gegeben ist.

Aufgrund unserer Erfahrungen empfahlen wir der Patientin daraufhin eine glutamatarme Ernährung (Fertigsuppen enthalten große Mengen Glutamat), um feststellen zu können, ob ihre Beschwerden abklingen. Nach Wochen kam ein Brief von ihr, in dem sie uns mitteilte, dass sie seit dem Meiden von Glutamat in größeren Mengen absolut beschwerdefrei sei.

Schweißausbrüchen, Benommenheit, innerer Unruhe sowie zu Kopfschmerzen führen. Derartige Symptome zeigen sich meist etwa 25 Minuten nachdem Glutamat verzehrt wurde. Die Reaktionen hierbei sind im Normalfall dosisbezogen. Je mehr Glutamat verzehrt wurde, desto stärker ist die Reaktion.

Chinarestaurant-Syndrom

Es wird ausgelöst durch Natriumglutamat, das als Geschmacksverstärker gerade in der chinesischen Küche zahlreichen Speisen zugesetzt wird. Die „Sojasoße", ein beliebtes Gewürz im Bereich der chinesischen Küche, wird durch Fermentation hergestellt und enthält sehr viel Glutaminsäure. Sollten sich nach einem Besuch im Chinarestaurant Symptome, wie starke Kopfschmerzen, Herzrasen, Engegefühl, Schmerzen, Kribbeln im Brustbereich, das in die Arme ausstrahlt zeigen, sollte die Möglichkeit, einer Glutamatunverträglichkeit in Erwägung gezogen werden. Auch Schweißausbrüche können auf eine solche Unverträglichkeit hinweisen.

Kennzeichnung

In der Zutatenliste steht „Geschmacksverstärker", weitere Angaben sind nicht erforderlich.

Geschmacksverstärker können eine Pseudoallergie auslösen.

Da in den meisten Fertigsuppen und Fertigsoßen der Geschmacksverstärker „Mononatriumglutamat" verwendet wird, ist es ratsam, selbst hergestellte Suppen und Soßen zu verwenden.

ZUBEREITUNG EINER FLEISCHSOSSE

Zutaten für 5 Liter Soße:
5 kg klein gehackte Fleischknochen (Rind, Schwein, Kalb)
150 g magere Speckreste
80 bis 100 g Fett
500g Röstgemüse (Zwiebeln, Möhren, Sellerie, Petersilienwurzeln)
3 Esslöffel Tomatenmark
4 Lorbeerblätter, 1 Teelöffel Thymian, Pfeffer und
Salz (3 g pro Liter), 6 bis 7 Liter Wasser

Knochen mit hoch erhitzbarem Fett scharf anbraten. Röstgemüse in Würfel schneiden und hinzufügen, alles braun rösten. Mit wenig Wasser ablöschen, einreduzieren lassen, dann das Tomatenmark zugeben und zum

Zwecke der Farbgebung und Geschmacksbetonung einkochen. Dabei öfter mit dem Spatel durchrühren, bis das Röstgut glänzt.
Das Ablöschen und Einkochen noch zwei bis drei Mal wiederholen, um Farbe und Geschmack zu steigern. Den Ansatz mit kaltem Wasser oder Rotwein auffüllen, so kann der Knochengehalt völlig in die Soße übergehen. Aufkochen, ausschäumen und langsam weiter kochen lassen, dann die Gewürze zugeben. Die Oberfläche während des Kochens entfetten.
Nach etwa zwei Stunden wird die Soße durch ein Tuch oder Sieb passiert. Zum Abbinden wird Mondamin mit Wasser angerührt und mit dem Schneebesen in die kochende, abpassierte Soße eingerührt. Stellen Sie die Soße kalt, das Fett setzt sich oben ab und kann so leicht entfernt werden.

ZUBEREITUNG EINER KRAFTBRÜHE

Zutaten für 5 Liter Brühe:
2 kg Rinderknochen
1 kg Suppenfleisch
1 kg Gemüse (Lauch, Zwiebeln, Möhren, Sellerie, Petersilienwurzeln)
3 Lorbeerblätter, 30 bis 40 g Salz
6 bis 7 Liter Wasser

Die Knochen abwaschen, danach mit dem Fleisch in kaltem Wasser aufsetzen. Wenn die Brühe zu sieden beginnt, setzt sich Schaum an der Oberfläche ab, welcher gründlich entfernt werden muss. Danach sollte die Brühe nur langsam weiter kochen, später löst sich Fett und steigt nach oben. Um eine klare Brühe zu erhalten, sollte diese entfettet werden. Nun werden Salz und das in Würfel geschnittene Gemüse, die Gewürze sowie die angebräunten Zwiebeln hinzugefügt. Die Brühe wird nach etwa zwei Stunden durch ein Sieb passiert. Um eine fettarme Brühe zu erhalten, stellt man diese über Nacht kalt, so lässt sich die Fettschicht leichter entfernen.

Füllen Sie die Soße oder Kraftbrühe portionsweise in kleine Behälter und frieren Sie diese ein.
So haben Sie für lange Zeit ohne großen Aufwand stets eine Bratensoße oder Kraftbrühe zur Hand.

Im Reformhaus bieten verschiedene Firmen, z. B. Frugola oder Cenovis, Gemüsebrühen ohne Glutamat an.

Statt einer Fleischbrühe können Sie eine

reine Gemüsebrühe

zubereiten. Geeignete Gemüsesorten dafür sind: Möhren, Lauch, Zwiebeln, Kohlrabi, Sellerie, Blumenkohl, Brokkoli. Als Kräuter bieten sich Liebstöckel, Petersilie oder frisches Bohnenkraut an.
Setzen Sie das kleingeschnittene Gemüse mit den Kräutern in kaltem Wasser an und würzen die Brühe mit Salz. Sie sollte solange kochen, bis der Geschmack des Gemüses in die Brühe übergegangen ist.
Eine weitere Abwechslung bietet sich an, wenn Sie statt der Fleischbrühe eine

Geflügelbrühe

zubereiten. Verwenden Sie dafür entweder ein Suppenhuhn oder Putenflügel. Die Zubereitung ist dieselbe, wie bei der Fleischbrühe.

Säuerungsmittel

Hierzu gehören Milch, Essig und Zitronensäure, die in erster Linie einen sauren Geschmack bewirken, sie tragen aber auch zur Haltbarkeit bei, da Säure das Wachstum von Mikroorganismen hemmt. Man findet Säuerungsmittel z. B. in Erfrischungsgetränken, Süßwaren, Fischkonserven.

Kennzeichnung

Im Verzeichnis der Zutatenliste steht „Säuerungsmittel".

Sie lösen meist keine Pseudoallergie aus.

Säureregulatoren

Diese regeln den Säuregrad eines Lebensmittels, wobei man entweder Säure hinzu gibt oder alkalische Substanzen benutzt, die den Säuregrad senken.

Kennzeichnung

Es braucht nur der Begriff „Säureregulator" angegeben werden. Außer bei Phosphaten besteht keine Pflicht, diese einzeln aufzuzählen.

Diese Säureregulatoren lösen meist keine Pseudoallergie aus.

Backtriebmittel

auch Backpulver genannt

Da während des Backvorganges Kohlensäure freigesetzt wird, wird der Teig hochgetrieben und dabei locker gemacht. Die bekanntesten Backtriebmittel sind: Weinstein, Phosphate, Natriumbikarbonat, Hirschhornsalz und Pottasche. Bei Hirschhornsalz ist der Einsatz auf flache Feinbackwaren, z. B. Amerikaner beschränkt.

Kennzeichnung

In der Zutatenliste braucht in der Regel nur „Backtriebmittel" angegeben werden.

Backtriebmittel lösen meist keine Pseudoallergie aus.

Salizylsäure

Ein weiterer Konservierungsstoff ist die Salizylsäure, welche eine pseudoallergische Reaktion auslösen kann. Sie kommt natürlicherweise in sehr vielen Lebensmitteln vor und muss deshalb in diesem Kapitel sehr ausführlich behandelt werden.

Salizylreiche Lebensmittel sind vor allem:

Obst: Apfel, Aprikose, Orange, Traube, Brombeere, Kirsche, Heidelbeere, Stachelbeere, Preiselbeere, Johannisbeere, Nektarine, Pfirsich, Pflaume, Zwetschge, Himbeere, Erdbeere, Rhabarber, Zitrone, Rosine, Mandel.

Gemüse: Gurke, Kartoffel, Peperoni, Tomate, Erbse, Radieschen, Zucchini.

Getränke: Obstsäfte, Sirup, Cola, Wein, Weinessig, Bier, Tee, Cognac, Aperitif.

Gewürze: Kardamon, Curry, Paprika, Thymian, Dill, Rosmarin, Oregano, Worchestersoße.

Bitte beachten:

Zwar gibt es einige Gemüsesorten, die mehr Salizylat enthalten als andere, sie können aber meist trotzdem ohne Bedenken verzehrt werden. Dasselbe gilt für Fisch, Eier, Fleisch, Milchprodukte, Geflügel, deren Salizylatgehalt sehr nieder ist.
Das Grundnahrungsmittel **Kartoffel** enthält ebenfalls keine relevanten Mengen an Salizylat, auch wenn der Gehalt höher ist als bei anderen Gemüsesorten.
Auch die **Tomate, unverarbeitet**, sowie **Südfrüchte** enthalten keine nennenswerten Mengen. Lediglich **Beerenfrüchte** (außer Erdbeere) können in größeren

Mengen zu einer pseudoallergischen Reaktion führen. Bei **Erdbeere, Kirsche, Pflaume, Aprikose** liegt der Gehalt niedriger und löst bei normalem Verzehr meist keine Reaktion aus.

Der Salizylgehalt bei **Gewürzen** liegt zwar wesentlich höher, als in Gemüse oder Obst, diese Differenz wird aber dadurch ausgeglichen, dass der mengenmäßige Verzehr weit unter dem von Gemüse und Obst liegt.

Aber **Vorsicht bei Medikamenten.** Wer auf bestimmte Schmerz- oder Rheumamittel (z. B. Aspirin, ASS ratiopharm, Thomapyrin) eine allergische Reaktion bekommt, reagiert möglicherweise überempfindlich auf Salizylsäureverbindungen.

Salizylsäure, früher als Konservierungsstoff eingesetzt, ist **heute in Deutschland nicht mehr zugelassen**. Im Ausland dagegen kann sie zugesetzt werden.

Was müssen Patienten beachten, die mit einer pseudoallergischen Reaktion auf Salizylat reagieren?

Der Gehalt an Salizylsäure z. B. in **Obst, Gemüse, Nüsse, Gewürzen** ist als sehr **problematisch** zu bewerten. So hat man festgestellt, dass der Gehalt um so höher liegt, je fruchtiger das Aroma ausfällt.

Da die individuelle Toleranzgrenze der Patienten sehr unterschiedlich ausfällt, kann auch hier keine pauschale Empfehlung ausgesprochen werden.

Zu beachten ist, dass sich der Salizylgehalt durch unterschiedliche Verarbeitungsprozesse erhöhen kann, so hat die Tomate in Reinform erheblich weniger Salizylatsäure, als das verarbeitete Ketchup. Durch den Wasserentzug und Zugabe von Gewürzen und Kräutern, verstärkt sich der Salizylatgehalt erheblich.

Da Gewürze einen besonders hohen Gehalt an Salizylatsäure enthalten empfiehlt man besonders empfindlichen Patienten, auf scharf gewürzte Speisen zu verzichten.

Bei Verzehr einer kleinen Menge aller genannten Lebensmittel mit hohem Salizylatgehalt muss nur sehr selten mit einer pseudoallergischen Reaktion gerechnet werden. Gestalten Sie Ihren Speiseplan abwechslungsreich und versuchen Sie die stark salizylathaltigen Lebensmittel nicht in zu hohem Maße aufzunehmen.

Testen Sie auch hier Ihre persönliche Toleranzgrenze anhand eines Ernährungstagebuches aus (siehe Seite 12).

Biogene Amine

Was sind biogene Amine?

Biogene Amine kommen im normalen Stoffwechsel von Mensch, Tier, Pflanze und Mikroorganismen vor, also in fast allen Lebensmitteln in größeren oder kleineren Mengen. Manche spielen für den Eiweißaufbau und als Hormone eine Rolle, andere sind für die Darmmotorik, die Regulierung der Körpertemperatur und für die Aktivität des Gehirns sowie für den Schlaf-Wachrhythmus von Bedeutung. Das bekannteste Amin ist das Histamin, neben Serotonin, Tyramin, Phenylethylamin und Tryptamin.

Unverträglichkeitsreaktionen bei einer Pseudoallergie können auch die sogenannten „biogene Amine" auslösen

Bei Patienten mit pseudoallergischen Reaktionen wird eine Überempfindlichkeit auf „biogene Amine" diskutiert. Biogene Amine sind in höheren Dosen für alle Menschen als giftig anzusehen (toxisch), während bei geringer Aufnahme die individuelle Verträglichkeit entscheidend ist. Bei Menschen, die empfindlich auf Histamin in Lebensmitteln reagieren, bauen die körpereigenen Enzyme (Aminooxidase) das Histamin aus den Lebensmitteln nicht schnell genug ab.

Das heißt, dass jeder Mensch eine individuelle Verträglichkeit (Toleranzgrenze) gegenüber den biogenen Aminen aufweist.

Verschiedene Faktoren spielen eine wichtige Rolle bei der individuellen Verträglichkeit von biogenen Aminen

Um biogene Amine abbauen zu können benötigt der Körper die sogenannte „**Aminooxidase**".
Je höher ihre Menge ist, desto mehr biogene Amine können im Körper abgebaut werden. Auch ihre Aktivität spielt dabei eine große Rolle: Je stärker die Aktivität, desto mehr biogene Amine lassen sich abbauen.
Verstärkt wird die Wirkung der biogenen Amine (vor allem Histamin) durch **gleichzeitigen Genuss von Alkohol oder Medikamenten**, da der Abbau von

Histamin durch Hemmung der Aminooxidase verzögert werden kann.

Aber auch spezielle Krankheiten können verantwortlich sein, dass die individuelle Toleranzgrenze herabgesetzt ist, wie z. B. **entzündliche Magen-Darmerkrankungen**, **Funktionsstörung der Leber**, **Migräne**, u. a.

Verstärkte **sportliche Aktivität** oder **psychische Anspannung** können zu einer verminderten Toleranz gegenüber biogenen Aminen führen.

Mikroben fördern in nicht mehr frischen oder gar **verdorbenen Lebensmitteln**, wie Fisch, Fleisch, Milchprodukte die Bildung von Histamin.

Neben histaminreichen Lebensmitteln gibt es aber auch Lebensmittel, die reich an anderen biogenen Aminen sind (Serotonin, Tyramin, Phenylethylamin, Tryptamin). Deshalb sollten bei einer **Histaminintoleranz** auch Nahrungsmittel gemieden werden, die einen hohen Wert dieser biogenen Amine aufweisen.

Die Reaktionen auf Histamin sind dosisbezogen. Je mehr histaminreiche Lebensmittel verzehrt werden,

FAZIT:
Außer „echten Nahrungsmittelallergien" können natürliche Inhaltstoffe in Lebensmitteln eine pseudoallergische Reaktion auslösen und zu den gleichen gesundheitlichen Störungen und Beschwerden führen. Die biologische Bedeutung von biogenen Aminen ist äußerst vielseitig. Sie sind z. B. ein auslösender Faktor von Migräne, können schwere Lebensmittelvergiftungen hervorrufen, spielen eine wichtige Rolle als Gewebshormon oder können eine pseudoallergische Reaktion (welche einer „echten Nahrungsmittelallergie" gleicht) hervorrufen. Als Auslöser für „Migräne" werden in erster Linie Tyramin und Serotonin verantwortlich gemacht. Über die Auslösung von Hauterscheinungen liegen bei diesen beiden Aminen keine Angaben vor. Vermutet wird vielmehr, dass die Anwesenheit weiterer biogener Amine die Toxität von Histamin, das beim Verderb entstanden ist, verstärken können.

desto stärker ist die Reaktion. Nicht selten werden kleine Mengen trotz Histaminintoleranz vertragen.

Vergorene Lebensmittel wie beispielsweise **Sauerkraut, Käse, milchsaures Gemüse, alkoholische Getränke** können auch zu einer Unverträglichkeit führen. Dies ist auf die Wirkung der Mikroben zurückzuführen – je länger der Fermentierungsprozess gedauert hat, desto höher ist der Histamingehalt.

Was tun bei einer Unverträglichkeit gegenüber biogenen Aminen?

Grenzwerte lassen sich auch im Bereich der „Histaminintoleranz" nicht festlegen. Da im Bereich der Pseudoallergie kein Bluttest oder Hauttest eine Aussage über eine mögliche Unverträglichkeit geben kann, sind Sie besonders gefordert, anhand **eines Tagebuches** (siehe Seite 12) herauszufinden, in wieweit Lebensmittel, die reich an biogenen Aminen sind, Reaktionen auslösen. Lassen Sie dabei für zwei, drei Wochen alle

BEISPIELE AUS DER PRAXIS:

Ein Patient mit atopischem Ekzem konnte sich nicht erklären, weshalb er ein Stück Weichkäse und das Glas Milch zum Frühstück vertragen kann, abends jedoch nach einem Glas Rotwein und dem Verzehr von Bergkäse öfters starken Juckreiz in der Nacht verspüre. Da er an eine Kuhmilchallergie dachte, konnte er sich dieses Phänomen nicht erklären. Wir testeten ihn auf weitere histaminreiche Lebensmittel und das Ergebnis war eindeutig. Bei größeren Mengen histaminreicher Lebensmittel reagierte seine Haut mit starken Rötungen und Juckreiz. Hartkäse und Rotwein sind dabei zwei klassische Vertreter.

Ein anderer Neurodermitiker erzählte, dass er jeden Freitag zum Tennisspielen gehe und sich anschließend auf ein deftiges Mahl mit Sauerkraut freue und dazu ein Glas Bier trinke. Das habe sich so „eingebürgert", weil dieses Lokal bekannt für solche Gerichte sei. Nun verstehe er nicht, weshalb er, wenn er Sauerkraut zu Hause esse keine Reaktionen verspüre, manches Mal nur ein leichtes Jucken, aber am Freitag ein extremer Juckreiz sich am ganzen Körper ausbreitet, sobald er zu Hause ist. Die Erklärung ist einfach: Durch sportliche Aktivität, sowie das Trinken von Alkohol verstärkt sich die Wirkung von Histamin: Eine normale Menge Sauerkraut wird vertragen, erhöht sich aber die Menge oder kommen andere auslösende Faktoren hinzu, läuft das Fass über, es kommt zu starken Reaktionen.

Lebensmittel weg, die reich an biogenen Aminen sind und beobachten kritisch, ob sich Ihre Beschwerden wesentlich bessern. Dass das Führen eines Tagebuches den größten Erfolg bringt, wurde bereits ausführlich geschildert.

Ernährungsempfehlungen bei einer Histaminintoleranz

> *Das Grundprinzip lautet: Verwendung von frischen Lebensmitteln, ohne mikrobielle Veränderung!*

Frische Rohprodukte und Lebensmittel, die mikrobiell nicht verarbeitet sind, weisen nur einen geringen Gehalt an biogenen Aminen auf. Der Amingehalt in Käse, Wein, Hefeextrakten, Sauerkraut u. a. entsteht durch mikrobielle Gärung, weshalb diese Lebensmittel gemieden werden sollten.
Verwenden Sie nur wirklich frische Ware, bei Fisch auch Tiefkühlware, da bei offener Ware das Alter der Fische nicht genau zu sehen ist. Denken Sie daran: Je älter der Fisch, desto mehr Histamin. Was natürlich für viele andere Lebensmittel auch gilt. Je älter und abgelagerter ein Käse, je älter das Sauerkraut, je älter und abgelagerter die Rohwurst, desto mehr Histamin.

Lebensmittel unter die Lupe genommen

Fischprodukte: Thunfisch, Hering, Makrele, Schalentiere, Sardinen, Muscheln, geräucherter oder marinierter Fisch, Fischkonserven enthalten viel Histamin und sollten deshalb gemieden werden. Dagegen ist frischer, sowie tiefgefrorener Fisch meist verträglich, zum Beispiel: Goldbarsch, Schellfisch, Forelle, Seelachs, Seehecht, Kabeljau. Fisch darf noch als „frisch“ bezeichnet werden, wenn er auf Eis liegt und nicht älter als eine Woche ist, wobei dieser eher ungeeignet ist. Bereiten Sie tiefgefrorenen Fisch ohne vorheriges Auftauen zu.

Milchprodukte: Hartkäse, wie Emmentaler, Bergkäse, Parmesan oder Chester, enthalten sehr viel Histamin, so dass es bereits nach kleineren Mengen zu einer Reaktion kommen kann.
Aber auch bei Schnittkäse, wie Edamer, Tilsiter, Edelpilzkäse oder Gouda, sowie bei Weichkäse wie Gorgonzola oder Camembert und bei Sauermilchprodukten (z. B. Harzer) muss die Verträglichkeit überprüft werden, hier kommt es erfahrungsgemäß entweder bei

*MERKE:
Je abgelagerter (überreifer) das Milchprodukt, desto höher ist der Histamingehalt.*

extremer Unverträglichkeit oder bei übermäßigem Verzehr zu einer Reaktion. Frische Milch, Joghurt, Frischkäse, Buttermilch, süße und saure Sahne, sowie Quark und Crème fraîche sind dagegen meist gut verträglich.

Fleisch, Fleischprodukte: Nicht geeignet sind alle geräucherten Fleischwaren, besonders haltbare Wurstsorten z. B. Salami, aber auch Brat- und Kochwürste, Zervelatwurst, sowie Innereien und Fleischkonserven werden zu den histaminreichen Lebensmitteln gezählt. Die Verträglichkeit muss individuell überprüft werden. Rindfleisch, Schweinefleisch, Kalbfleisch, Geflügelfleisch, Lammfleisch sowie gekochter Schinken sind meist gut verträglich.

Weitere histaminreiche Lebensmittel sind: Wein, (insbesondere Rotwein), Bier, Sekt, andere Alkoholika, Spinat, Kohlrabi, Pilze, Zitrusfrüchte, Sauerkraut, Schokolade, Kakao, Marzipan, Nougat, pflanzliche vegetarische Brotaufstriche, Gewürzgurken, Gemüsekonserven. Hier muss die individuelle Verträglichkeit getestet werden.

Histaminfreisetzende Lebensmittel (Histaminliberatoren)

Tomate, Erdbeere, Schokolade, Ananas, Bananen, Schalen- und Krustentiere, Datteln, Nüsse, Hülsenfrüchte, Alkohol, Koffein. Diese Lebensmittel können eine Freisetzung von Histamin aus den Mastzellen fördern.

Da bei einer Histaminintoleranz auch die Lebensmittel, die reich an anderen biogenen Aminen sind, auf ihre Verträglichkeit hin überprüft werden sollten, listen wir die wichtigsten Vertreter auf.

Serotoninhaltige Lebensmittel: Walnüsse, Bananen, Ananas, Tomate, Avocados, Chianti.

Tyraminhaltige Lebensmittel: Rotwein, Käse, Rohwurst, Sardelle, Makrele, Sauerkraut, Hefeextrakt, Zitrusfrüchte, Bananen, Himbeeren, Pflaumen.

Wissenschaftliche Untersuchungen haben gezeigt, dass vor allem **serotoninhaltige Lebensmittel** für einen **Migräneanfall** verantwortlich gemacht werden. Bekannte Auslöser sind aber auch Wein und Schokolade. (Kakao enthält Phenylethylamin, ein weiterer Auslöser für Migräne.)

Was hat Neurodermitis mit einer „Pollenallergie" zu tun?

Jahrelange Erfahrungen im Bereich Neurodermitis haben uns gezeigt, dass sehr viele Patienten mit **atopischem Ekzem** gleichzeitig an einer Pollenallergie leiden. Die meisten Pollen verursachen eine jahreszeitlich saisonal bedingte **Rhinitis** (Heuschnupfen).

Der Zeitpunkt, wann die Reaktionen auftreten, ist abhängig von der beteiligten Pollenart. So sind von **Februar bis Mai** die Pollen von **Bäumen** verbreitet, der Höhepunkt dabei ist im April anzusiedeln, von **Juni bis Juli** die **Gräserpollen** und im **Juli** und **August** die **Unkrautpollen** (z. B. Brennnessel).

Falls Patienten darüber hinaus noch gegen dauerhafte Allergene überempfindlich reagieren, kann der **Heuschnupfen** das ganze Jahr über Beschwerden bereiten, im Frühjahr und Sommer jedoch verstärkt. Ein Heuschnupfen, der Ende Juli beginnt und bis in den Herbst andauert, kann auch auf eine Schimmelpilzallergie zurück zu führen sein.

Da bei sehr vielen Pollenallergikern eine **Überempfindlichkeit gegenüber Nahrungsmitteln, die botanisch direkt mit den Familien der Pollenträger verwandt sind**, besteht oder sich entwickelt, ist es für jeden Betroffenen wichtig, sich austesten zu lassen, auf welche Pollen er reagiert. Hierzu dienen verschiedene Testmethoden bei Ihrem Arzt oder Allergologen.

Die Tatsache, dass ein Pollenallergiker auf Pollen als auch auf Nahrungsmittel, die ähnliche oder identische Allergene enthalten, Symptome aufweisen kann, nennt man „**Kreuzreaktion**" oder „**pollenassoziierte Nahrungsmittelallergie**". Man vermutet, dass im Gegensatz zu anderen Nahrungsmittelallergien die primäre Sensibilisierung bei der Pollenallergie nicht über den oralen Weg, sondern über die Inhalation von Pollen erfolgt. Das heißt, dass eine Sensibilisierung zuerst durch das Einatmen erfolgt.

Symptome der Pollenallergie sind

Asthma
Juckreiz an Lippen und Gaumen
Schwellung der Mundschleimhaut
Augentränen, Augenjucken, Ohrenjucken
Niesreiz, verstopfte Nase
Kontakturtikaria (Nesselsucht)
Selten: **Symptome an Magen-Darmschleimhaut**
Selten: **treten Juckreiz der Haut oder Hautekzeme auf.**
Selten: **Anaphylaktischer Schock**

Die wichtigsten Sensibilisierungsmuster bei einer pollenassoziierten Nahrungsmittelallergie sind:

Baumpollen-allergiker (Erle, Hasel, Birke)

Klinische Symptome können auftreten durch:

Kernobst (der wichtigste Vertreter ist der rohe Apfel)
Steinobst (vor allem Kirsche, Pfirsich, Aprikose, Pflaume, Zwetschge)
Exotische Früchte (vor allem Kiwi)
Nüsse (vor allem Haselnuss)
Gemüse (vor allem rohe Möhre, rohe Kartoffel, Sellerie roh und gekocht)
Gewürze (vor allem Paprika, Knoblauch, Anis)
Mandeln

Gräser- und Getreidepollen-allergiker

Hier überwiegt die Sensibilisierung gegenüber Getreide (vor allem Weizen, Roggen, Gerste)

Bekannt sind aber auch Sensibilisierungen auf:

Tomaten
Hülsenfrüchte (vor allem Soja, Erbse, Erdnuss)
Bananen
Müsli, Frischkornbrei

Kräuterpollen-allergiker (vor allem Beifuß)	Klinische Symptome können auftreten durch: **Gemüse** (vor allem rohe Möhren, Sellerie roh und gekocht, Fenchel, Tomate, Artischocke, rohe Kartoffel, Paprikafrüchte, Gurke, Zucchini) **Gewürze** (vor allem grüner und schwarzer Pfeffer, Kümmel, Paprika, Anis, Koriander, Senf, Kamille, Arnika, Muskatnuss) **Kräuter** (vor allem Estragon, Dill, Petersilie) **Obst** (vor allem Melone)
Sellerie-Möhren-Beifuß-Syndrom	**Gewürze** (vor allem Koriander, Anis) **Gemüse** (vor allem rohe Möhre, Fenchel) **Kräuter** (vor allem Liebstöckel, Basilikum, Majoran, Oregano, Thymian)

Es gibt Nahrungsmittel, die auch als Gewürz eine hohe, allergene Wirkung besitzen: Sellerie, Anis, Paprika, Pfeffer, Knoblauch

Es wird auch über eine Kreuzreaktion zwischen Haselnüssen, Roggenmehl, Kiwi, Mohn und Sesam berichtet sowie zwischen Kiwi, Ananas und Papaya.
Kräuter und Gewürze können auch als Duftstoffe in Kosmetika oder als Geschmackstoffe in Bonbons oder Likör vorkommen.

PRAKTISCHE HINWEISE
FÜR EINEN PATIENTEN MIT POLLENALLERGIE:

Testen Sie die Verträglichkeit von pflanzlichen Lebensmitteln, die häufig allergieauslösend sind besonders in den Monaten, in denen „Ihre" Pollen fliegen. Wählen Sie gerade in den „Blütemonaten" aus den pflanzlichen Gruppen von Obst, Gemüse und Gewürze, sowie bei Getreide Lebensmittel mit geringer allergener Potenz abwechslungsreich und überlegt aus. So lassen sich eventuelle Reaktionen mildern.

Milch und Milchprodukte, Fleisch, Fisch, Eier, Öle können Sie ohne Bedenken zu sich nehmen, außer es liegen noch andere Allergien vor.

ERFAHRUNGSWERTE AUS DER PRAXIS

Im Bereich der Pollenallergie haben wir gelernt, dass es keine pauschale Empfehlung bezüglich der Ernährung geben kann. Der eine reagiert überhaupt nicht auf Lebensmittel, der andere nur auf eine bestimmte Sorte und weist dabei nur eine geringe Reaktion, wie Kribbeln im Gaumenbereich, auf, bei einem anderen dagegen löst der Verzehr einer rohen Möhre akute Atemnot aus, im Sommer stärker als im Winter.

So muss jeder Betroffene individuell herausfinden, ob und auf welche pflanzlichen Lebensmittel er klinische Symptome aufweist. Um die Beschwerden mildern zu können ist es auch wichtig zu wissen, ob die Reaktionen jahreszeitlich bedingt sind (ein roher Apfel verursacht nur während des Pollenfluges Symptome) oder aber, ob sie das ganze Jahr über auftreten.

Unsere Erfahrungen haben gezeigt, dass die Mehrheit aller Neurodermitiker nur in den „Blütemonaten" mit Kreuzreaktionen zu rechnen haben und es nur bei extremer Sensibilisierung gegenüber Pollen das ganze Jahr zu Reaktionen, wie Fließschnupfen oder Schwellungen im Hals, beim Verzehr einer Haselnuss, kommen kann.

Bei Pollenallergien ist es auch hilfreich zu wissen, welche pflanzlichen Lebensmittel häufig, welche nur selten allergieauslösend sind: Eine Auflistung soll Ihnen eine Hilfestellung bei der Suche nach möglichen Allergieauslösern sein, aber wir möchten in diesem Zusammenhang betonen:

Lassen Sie niemals nur auf Verdacht hin alle Lebensmittel, die als „allergieauslösend" gelistet sind, weg.

Gemieden werden müssen nur die Lebensmittel, die individuell für eine allergische Reaktion (hier Kreuzreaktion) verantwortlich sind, und vergessen Sie gerade im Bereich der Pollenallergie nicht, dass die Symptome jahreszeitlich bedingt sein können.

Je stärker der Pollenflug, desto stärker können Reaktionen auf Nahrungsmittel sein.

Häufig allergieauslösende Nahrungsmittel	**Selten allergieauslösende Nahrungsmittel**
Getreide und Getreideprodukte:	
Getreidekörner	Buchweizen
Vollkornmehl	Weißmehlsorten
Vollkornprodukte (Brot, Müsli)	Misch-Bauernbrot gut durchgebacken
Haferflocken, grob	Reis, ungeschält
	Sauerteigbrot, Knäckebrot
	Reis, geschält, Hirse
	Nudeln, hell, milch- und eifrei
	Haferflocken, blütenzart
Gemüse	
Möhren, roh	Möhren, Zucchini, gekocht
Sellerie, roh und gekocht	Blattsalate, Salatgurke
Tomate, roh	Kohlsorten (außer Sauerkraut) gekocht
Kartoffel, roh	Kartoffel, gekocht
Zwiebel, Knoblauch, roh	Paprika, gekocht
Hülsenfrüchte	Aubergine, gekocht
(Soja, Erbse, Linse, Kidneybohne)	Spargel, gekocht
	Spinat, rote Beete gekocht
	Brokkoli, Blumenkohl, gekocht
	Grüne Bohne, gekocht
Obst	
Apfel, roh	Himbeeren, Brombeeren
Kirsche, roh	Johannisbeere, frisch oder gekocht
Kiwi, roh	Erdbeere, gekocht
Pfirsich, roh	Quitte
Säfte von Stein- und Kernobst	Mandarine
Zitrusfrüchte	Banane, frisch oder gekocht
	Säfte von Beeren
Kräuter und Gewürze	
Basilikum, frisch	Rosmarin, getrocknet
Schnittlauch, frisch	Thymian, getrocknet
Dill, frisch	Majoran, getrocknet
Petersilie, frisch	Salbei, getrocknet
Koriander	Ingwer, frisch und getrocknet
Paprikapulver, scharf	Zimt
Pfeffer, schwarz und grün	Lorbeerblatt
Currypulver	Paprikapulver, edelsüß
Nüsse und Samen	
Haselnuss, Walnuss, Mandel	Kokosnuss
Paranuss, Pistazie, Mohnsamen	Pekanuss
Sesam, Sonnenblumenkerne	

Pollenallergie und Gewürze, Kräuter

Vorsicht bei versteckten Allergenen, die in Nahrungsmittelzubereitungen enthalten sein können. Steht bei einer Fertigsuppe in der Zutatenliste lediglich die Bezeichnung „Würze“ oder „Gewürzmischung“ sowie „Kräuter“ ist nicht bekannt, um welche Bestandteile es sich handelt. Erfahrungen haben gezeigt, dass die Mehrheit der Pollenallergiker

kleine Mengen an Gewürzen in Fertiggerichten problemlos vertragen.

Meist kommt es nur bei einer größeren Menge zu einer Reaktion, ebenso bei einer starken Sensibilisierung. Auch konnten wir feststellen, dass manche Allergiker nur eine spezielle Sorte an Fertiggewürz vertragen; hier kommt es auf die Zusammenstellung des Herstellers an.
Testen Sie auch hier Ihre individuelle Verträglichkeit. Für eine exakte Auflistung bleibt Ihnen nur die Befragung des Herstellers übrig. Mittlerweile bieten Reformhäuser Gewürzmischungen sowie Fleisch- oder Gemüsebrühen ohne Sellerie an.
Ernähren Sie sich bei einer ausgeprägten Pollenallergie eher gewürzarm, vor allem in den Monaten, in denen „Ihre“ Pollen fliegen. Testen Sie die Verträglichkeit verschiedener Kräuter aus.

Pollenallergie und Getreide

Vermeiden Sie Vollkornprodukte! Helles, ausgemahlenes Mehl ist wesentlich allergenärmer als Vollkornmehl, da die Hauptallergene in den Randschichten sitzen, nicht im Mehlkörper.
Je nach Jahreszeit können unterschiedliche Reaktionen festgestellt werden; so kann ein Gräserpollenallergiker vermehrt auf Vollkornprodukte reagieren, wenn das Getreide wächst. Decken Sie Ihren Ballaststoffgehalt beim Verzicht auf Vollkornprodukte mit Obst, Gemüse und Salat ab.
Wollen Sie aber auf Vollkornprodukte nicht verzichten, empfiehlt es sich dieses nur in gegarter Form zu sich zu nehmen, zumal viele Allergene durch längeres Erhitzen zerstört werden. Dies erklärt auch, dass ein Frischkorn-

müsli (bestehend aus rohem Vollkorngetreide) für einen Patienten, der stark auf Gräserpollen reagiert, nicht zu empfehlen ist.

Pollenallergie und Obst, Gemüse

Gekochtes Gemüse und Obst sind wesentlich allergenärmer, als im Rohzustand. Bereits nach drei minütiger Garzeit sind die Allergene so weit zerstört, dass sie im Normalfall von einem Pollenallergiker gut vertragen werden, Vitamine und Mineralstoffe aber noch erhalten sind. In nur sehr seltenen Fällen konnten wir beobachten, dass Gemüse oder Obst auch gegart zu Reaktionen geführt hat, bei Patienten mit sehr ausgeprägter Sensibilisierung gegen bestimmte Pollen. Dies erklärt, weshalb ein Apfelmus meist keine Beschwerden auslöst, ein roher Apfel dagegen zu Schwellungen im Mundbereich führen kann.

Vorsicht bei Sellerie, Nüssen, Soja und Senf: Hier lassen sich die Allergene nicht auskochen. Diese Lebensmittel sind sowohl roh, als auch gekocht sehr allergenhaltig und können zu Reaktionen führen. Man sagt, diese Lebensmittel sind hitzestabil.

Testen Sie einen Apfel, ob er verträglich wird, wenn Sie ihn reiben und kurz an der Luft stehen lassen. Durch die enzymatische Bräunung verliert der Apfel seine Allergenität.

ERFAHRUNGSWERTE AUS DER PRAXIS

Eigene Erfahrungen haben uns gelehrt, dass es Apfelsorten gibt, die auch von Pollenallergikern im Rohzustand gut vertragen werden, z.B. Boskop, Gravensteiner, Altländer, Gloster, während Cox Orange, Golden Delicious, Granny Smith, Jonagold eine hohe allergene Potenz aufweisen.

Da Allergene in pflanzlichen Nahrungsmitteln vorwiegend unter der Schale und im Kern (Samen) zu finden sind, sollte das entsprechende Lebensmittel großzügig entkernt und geschält werden.

Bei einer extremen Sensibilisierung gegen Pollen (wenn beispielsweise nach dem Verzehr von Haselnuss oder Möhre akute Atemnot auftritt) sollten Sie vorsichtshalber auf Fertigprodukte verzichten oder den Hersteller nach genauer Auflistung aller Zutaten befragen.

Vermeiden Sie Honig, zumal in ihm die Anzahl der Pollen sehr hoch ist.

Beim Schälen einer rohen Kartoffel klagen Pollenallergiker häufig über Augentränen, rote, juckende Hände oder Fließschnupfen, während eine gekochte Kartoffel keinerlei Beschwerden auslöst. Durch das Erhitzen verliert auch die Kartoffel ihre stark allergene Aktivität.

Sellerie im Bereich der Kreuzreaktionen

Sellerie ist eine Kulturpflanze, die schon seit Jahrhunderten als Gemüse und Küchengewürz Verwendung findet. Bereits 1926 wurde über die Allergenität des Selleries berichtet.
In den letzten Jahrzehnten vermehrten sich Berichte über Unverträglichkeitsreaktionen gegenüber Sellerie. Sellerie gehört somit zu den häufigsten und potentesten Nahrungsallergenen.
Eine Allergie gegen Sellerie tritt aber nie isoliert auf, sie ist immer gekoppelt an eine Allergie gegen Gräserpollen, Lieschgras, Beifuß oder Birkenpollen, sowie Gemüse und Gewürze, vor allem Möhre und Petersilie. Zu betonen gilt deshalb, dass gerade der Pollenallergiker ein Augenmerk auf das Gemüse aber auch das Gewürz „Sellerie“ legen sollte. Es ist roh und gekocht gleichermaßen stark allergenhaltig.

Ernährung bei einer Nickelallergie

Bei Nickelallergien konnten wir in vielen Jahren feststellen dass sehr viele Patienten mit atopischem Ekzem gleichzeitig an einer Nickelallergie leiden.
Nickelionen sind das häufigste Kontaktallergen in Mitteleuropa.
Jede 8. Frau und jeder 20. Mann reagiert auf Nickel. Das Ungleichgewicht zwischen den Geschlechtern erklärt sich mit der Ausbildung von Kontaktekzemen beim Tragen von Modeschmuck.

Was ist ein Kontaktekzem?

Die Haut ist unser größtes Sinnesorgan und die Grenzfläche, die unseren Körper von der Außenwelt trennt. Dies macht die Haut besonders anfällig für schädliche Einflüsse, die von außen an sie herangetragen werden. Direkter Hautkontakt mit Nickel im Modeschmuck, z. B. der Knopf an der Jeans, kann bei sensibilisierten Menschen eine Reaktion an der betroffenen Stelle auslösen (Bläschenbildung, Juckreiz, Errötung, Ekzembildung).
Das Ekzem mit seinen verschiedenen Erscheinungsformen ist dabei die häufigste Hauterkrankung, Kontaktekzem genannt.
Hautabnützungen, kleinere Einrisse oder eine trockene Haut können dabei die Entwicklung eines Ekzems begünstigen, indem das allergieauslösende Nickel leicht in die nicht mehr intakte Hautoberfläche eindringen kann. Die Schutzfunktion einer trockenen, eingerissenen Haut ist nicht mehr gewährleistet.

Der Hautausschlag tritt meist nach 24 bis 48 Stunden, seltener nach 72 Stunden auf.

Nur bei starker Sensibilisierung gegenüber Nickel konnte in Studien auch nach oralem Verzehr von Nickel ein Kontaktekzem festgestellt werden.
Die meisten Nickelallergiker reagieren nur beim „Nickelkontakt" auf der Haut, nicht aber wenn sie

Die wichtigsten nickelreichen Lebensmittel sind:

Innereien (Niere)	46,0
Schokolade	150,0
Kakaopulver (schwach entölt)	230,0
Cashewnuss	500,0
Pekanuss	1500,0
Pistazie	80,0
Mandel, süß	130,0
Erdnuss	160,0
Haselnuss	122,0
Walnuss	123,0
Schwarztee	650,0
Kaffee	77,0
Sojabohne	700,0
Wirsingkohl	160,0
Brokkoli	50,0
Linsen (getrocknet)	310,0
Erbsen (reif, geschält)	180,0
Bohnen (weiß)	285,0
Weizenkeime	170,0
Weizenvollkornbrot	133,0
Gerste (entspelzt)	50,0
Hafer (entspelzt)	210,0
Buchweizen	102,0
Edamer Käse	89,0
Kirsche	60,0
Petersilie	75,0
Banane	34,0
Jakobsmuschel	314,0

(Nickel in µg je 100 g)

nickelreiche Speisen verzehren. Als Empfehlung gilt deshalb,

nur dann nickelreiche Lebensmittel weglassen, wenn Sie auf diese auch tatsächlich beim Verzehr reagieren.

Meist werden kleine Mengen nickelreicher Speisen vertragen. Haben Sie dagegen nur eine Kontaktallergie auf Nickel, ist eine streng nickelarme Ernährung keineswegs nötig. Zudem ist die Durchführung einer streng nickelarmen Kost sehr problematisch, da z.B. der Standort des Anbaus, das Pflanzenalter, sowie der Verarbeitungsprozess den Nickelgehalt eines Lebensmittels beeinflusst. Analysen geben deshalb nur ein sehr grobes Bild über den tatsächlich vorhandenen Nickelgehalt eines Lebensmittels.

TIPPS:

Haben Sie bisher fünf Tassen Kaffee oder Schwarztee getrunken, trinken Sie ab jetzt nur noch zwei; haben Sie bisher eine Tafel Schokolade am Tag verzehrt, essen Sie ab jetzt nur noch zwei Riegel und meiden zusätzlich Lebensmittel, die Nüsse enthalten. Wollen Sie aber doch mal eine ganze Tafel Schokolade essen, tun Sie dies und lassen einfach die zwei Tassen Kaffee oder Nüsse und Schwarztee weg. Sie als betroffener Nickelallergiker sind gefordert, Ihre individuelle Verträglichkeit bezüglich der aufgenommenen Lebensmittel, die nickelreich sind, herauszufinden.

Patienten mit existierendem Ekzem, obwohl jeder Hautkontakt mit Nickel gemieden wird, sollten die Möglichkeit einer Allergie durch Lebensmittel bedenken und dies anhand einer nickelarmen Kostform austesten, wobei ein **Tagebuch** (siehe Seite 12) eine große Hilfe sein kann.

TIPPS AUS DER PRAXIS:

- ➥ *Vorsicht bei Stahlgeschirr, zumal manche Lebensmittel das Metall des Kochtopfes durch ihren Säuregehalt angreifen.*
- ➥ *Verwenden Sie lieber emailliertes Geschirr, Jenaerglas, Römertopf oder hitzebeständige Plastikgegenstände.*
- ➥ *In einer Kaffeemaschine gebrühter Kaffee enthält etwa zehnmal soviel Nickelionen wie Kaffee, der mittels eines Plastikfilters aufgebrüht wurde.*
- ➥ *Auf Konserven müssen Sie nicht verzichten, zumal eine Nickelkontamination durch Weißblechdosen bzw. Behälter aus Aluminium nicht stattfindet.*
- ➥ *Der Nickelgehalt ist in der Haut oder der Schale eines Lebensmittels erhöht: Vollkornmehl hat somit einen höheren Gehalt an Nickel als Weißmehl. Da Untersuchungen noch keine endgültigen Ergebnisse bezüglich der Nickelaufnahme in die Blutbahn zeigen, wird Weizenmehl Typ 405 oder 550 oder Roggenmehl Typ 815 empfohlen.*
- ➥ *Durch Schälen von Obst und Gemüse verringert sich der Nickelgehalt.*
- ➥ *Der Nickelgehalt in Fleisch, Milch, Eiern, Fisch (außer Hering), frischen Früchten, Käse (außer Edamer) ist generell sehr gering, wenn auch der tatsächliche Gehalt enormen Schwankungen unterliegen kann (z. B. Standort, Umweltbelastung).*
- ➥ *Trinkwasser sollten Sie erst eine Weile laufen lassen, bevor Sie es zum Verzehr verwenden, da durch langes Stehen in der Leitung der Nickelgehalt erhöht sein kann.*
- ➥ *Da Rot- und Weißwein höhere Mengen an Nickel aufweisen können, wird von einem übermäßigen Verzehr abgeraten.*

Latexallergie

Naturlatex ist der Milchsaft zahlreicher Pflanzen, aus dem Naturkautschuk gewonnen wird und in vielen Produkten des alltäglichen Gebrauchs, besonders im medizinischen Bereich Verwendung findet.

Auslösung einer Latexallergie

Es gibt vier verschiedene Arten der Allergieaufnahme:

- **Hautkontakt** (z. B. das Tragen von Handschuhen)
- **Schleimhautkontakt** (z. B. Zahnarzt mit Handschuhen)
- **Inhalation** (z. B. Einatmen des allergenreichen Puderstaubs von Latexhandschuhen)
- **Direkter Blutkontakt** (z. B. bei Operationen, durch Infusion von Allergenen bei latexhaltigen Verschlussstopfen)

Risikogruppen

Ein erhöhtes Risiko, eine Latexallergie zu entwickeln, zeigen:

- **Patienten, die mehrfach operiert sind** (Kontakt mit latexhaltigen Produkten)
- **Personen im Produktionsbereich latexhaltiger Artikel**
- **Personen, mit häufigem Kontakt mit Latexhandschuhen**
- **Atopiker** (Neurodermitiker)

Bei Verdacht auf Latexallergie sollten Sie folgendes beachten:

- Spüren Sie eine **Unverträglichkeit**, (z. B. juckender Handrücken, Rötung, Atemnot, asthmatischer Husten) beim Tragen von Haushaltshandschuhen?
- Vertragen Sie keine **Kondome**?
- Können **Luftballons** ohne Komplikation aufgeblasen werden oder entstehen Symptome wie

Hinter folgenden Begriffen „versteckt" sich Latex:

Naturkautschuk
Elastodien
Federharz

Gesichtsschwellung, Lippenschwellung oder Hautausschlag?

- Treten allergische Reaktionen nach anderen Gummikontakten auf (Schnuller, Sauger oder Reifenkontakt)?
- Haben Sie beim **Zahnarzt** oder **Gynäkologen** Komplikationen?
- Gab es bei **Operationen** Komplikationen?
- Treten **Unverträglichkeiten** gegenüber Banane, Avocado, Feige, Esskastanie, Kiwi, Mango, Melone, Ananas, Orange, Pfirsich auf?

Eine Vielzahl von Produkten kann Latex enthalten

Antirutschmatten in Bad und Dusche
Antirutschsocken für Kinder
Wimperntusche
Badeanzüge (Ausschnitte sind oft mit Latexbändern eingefasst)
Bademützen
Briefmarken
Dichtungsringe bei Bier- oder Thermosflaschen
Dispersionsfarben
Einmachgummi
Griffbänder beim Tennisschläger
Gummibälle
Gummibeschichtung auf Regen oder Windjacken
Handlauf an Rolltreppen
Haushaltshandschuhe
Kondome
Schwämme zum Putzen
Luftballons
Luftmatratzen
Ohrstöpsel aus Schaumgummi
Polstermöbel mit Latexpolsterung
Radiergummi
Reifen aller Art
Sauger für Babyflaschen
Schnuller, Schaumgummi
Turnschuhe
Turnmatten
Windeln
Wärmflaschen

Symptome einer Latexallergie

Das häufigste Symptom bei einer Latexallergie ist eine nesselfieberige Reaktion der Haut, mit Quaddelbildung und Juckreiz. Symptome wie Fließschnupfen, Augenrötung oder Atemnot sowie asthmatischer Husten treten öfters auf. Auch ohne direkten Kontakt zu Latex kann die Haut jucken oder gerötet sein.

Für viele dieser Gegenstände sind mittlerweile auch latexfreie Ersatzprodukte auf dem Markt.

Eine Latexallergie kann Kreuzreaktionen auslösen

Gerade bei pflanzlichen Lebensmittelallergenen spielen Kreuzreaktionen eine besondere Rolle. So kann bei einer Latexallergie auf Obstsorten, die eine botanische oder chemische Verwandtschaft zu Latex aufweisen, eine Kreuzreaktion entstehen.

Obstsorten mit möglicher Kreuzreaktion:

Avocado, Banane, Feige, Esskastanie, Mango, Maracuja, Papaya, Kiwi, Honig- und Wassermelone, Orange, Pfirsich.

Lebensmittel, bei denen eine Kreuzreaktion möglich ist:

Cashewnüsse, Sellerie, Fisch, Kartoffeln, Möhren, Tomate, Walnüsse, Paprika.
Bei diesen Lebensmitteln finden wir (im Rohzustand) positive Hauttests, aber keine Berichte, dass nach dem Verzehr dieser Produkte eine Reaktion aufgetreten ist.

Was hat die Zimmerpflanze „Ficus Benjamini" mit einer Latexallergie zu tun?

Sie wird von Latexallergikern oft nicht vertragen, da sie an der Blattoberfäche Substanzen absondert, welche den Latexproteinen ähneln.

ZUSAMMENFASSEND GILT:

Allergien auf Latex stellen ein zunehmendes Problem dar, da im Rahmen von AIDS-Vorbeugung im medizinischen Bereich immer häufiger mit Gummihandschuhen gearbeitet wird.
Aber auch im Bereich von Reinigungsfirmen beobachtet man immer häufiger eine Latexallergie. Dabei tritt die Sensibilisierung besonders leicht auf, da die Handschuhe eng auf der Haut anliegen und durch Schwitzen allergische Reaktionen begünstigt werden.
Vom Schnuller bis zum Kondom – Latex ist Bestandteil vieler alltäglicher Produkte, wobei fest verarbeitetes Latex, z. B. in Matratzen oder Schnuller meist unproblematisch ist.

Ernährung bei einer Schimmelpilzallergie

Auch im Bereich der Schimmelpilzallergie konnten wir die Erfahrung sammeln, dass viele Patienten mit Neurodermitis zusätzlich eine Allergie gegen Schimmelpilze aufweisen.
Bei einer Schimmelpilzallergie denken viele Menschen nur an verschimmelte Lebensmittel oder Stockflecken an der Wand.
Der folgende Abschnitt wird aber zeigen, dass wesentlich mehr zu bedenken ist. Von den insgesamt 250 000 Schimmel- und Hefepilzarten sind erst 100 000 erforscht, Waldpilze und Schimmel auf dem Brot mit eingerechnet. Nur rund 30 sind für den Allergiker wichtig.
Nicht nur über die Luft wird der menschliche Körper täglich mit Schimmelpilzen bzw. deren Sporen konfrontiert, sondern auch bestimmte Nahrungsmittel stellen eine Quelle möglicher Allergene dar. Studien zeigen, dass die Anzahl der nutritiv (über das Essen) sensibilisierten Schimmelpilzallergiker wesentlich geringer liegt, als diejenigen, die eine Schimmelpilzallergie über das Einatmen erwerben.

Was sind Schimmelpilze?

Pilze sind keine Pflanzen, aber auch keine Tiere, sie bilden im Reich der Organismen eine eigene Gruppe.
Schimmel- und Hefepilze (kurz nur Schimmelpilze genannt) wachsen vor allem bei einer hohen Luftfeuchtigkeit (80%) und ca. 20 Grad Celsius.
Diese mikroskopisch kleinen Organismen kapseln sich unter schlechten Bedingungen ab und schicken ihre Schimmelpilzsporen auf „Reisen“, um bessere Wachstumsbedingungen zu finden. Dies erklärt, warum sich in der Luft eine hohe Anzahl dieser Schimmelpilzsporen befinden. Ein hoher Gehalt an Pilzsporen in der

Luft besteht vor allem in den Monaten mit feuchtem Klima und häufigem Wetterwechsel. Der Wind transportiert die Sporen weiter.

Optimale Entfaltungsmöglichkeiten bieten

In der freien Natur:
Laub, Kompost, Flüsse, Seen, Wälder, Wiesen, Heu, Stroh, Getreidesilos, sie finden sich auf und unter der Erde.

Im Haus:
Feuchte Wände, Fenster, Küche, Bad, hinter Schränken, an Außenwänden, in Luftbefeuchtern, Blumentopferde, Hydrokultur, Vogelkot, Schnittblumen (älter als 3 Tage), Aquarien, Klimaanlagen, Keller, feuchte Stellen hinter Tapeten, unsaubere Kühlschränke.

ZU BEACHTEN IST:

Hohe Schimmelpilzkonzentrationen finden sich in lang nicht gelüfteten Räumen. Kondenswasserbildung z. B. in Bad oder Küche mit mangelnder Belüftung bieten Schimmelpilzen optimale Bedingungen, sich ungehemmt zu vermehren

Schimmelpilze können auch Gifte ausscheiden, die Krankheiten auslösen, so das Gift „Aflatoxin", das beispielsweise bei verschimmeltem Brot entsteht, und Leberkrebs verursachen kann.

Auf welchen Stoff reagiert ein Schimmelpilzallergiker?

Schimmelpilze verdauen die in der Natur vorkommenden Substanzen, um sich zu ernähren. Dazu müssen sie jedoch zuerst Stoffe ausscheiden, sogenannte Enzyme. Nun wird vermutet, dass es nicht die Schimmelpilzsporen sind, sondern die Enzyme, die die allergische Reaktion hervorrufen können.
Dies erklärt die Tatsache, dass Schimmelpilzallergiker noch Reaktionen zeigen, obwohl keine einzige Schimmelpilzspore nachweisbar ist.

Diese Enzyme werden in der Lebensmittelherstellung verwendet

Wichtig für den Schimmelpilzallergiker ist zu wissen, dass sich die Industrie vermehrt der Enzyme in der Lebensmittel- und Getränkeherstellung bedient. Diese können aus Mikroorganismen, wie z. B. aus Schimmelpilzen oder Bakterien, hergestellt sein und deshalb für Menschen, die auf Schimmelpilze reagieren, von großer Bedeutung sein. Sie dienen im industriellen Herstellungsprozess Kosten zu verringern und die Produktionsmengen ansteigen zu lassen. Auch wenn diese Enzyme aus den fertigen Nahrungsmitteln wieder entfernt werden, bleibt doch für einen Schimmelpilzallergiker mit hoher Sensibilisierung ein Restrisiko allergisch zu reagieren. Diese geringen Rückstände müssen auf der Zutatenliste nicht aufgeführt werden, da sie für den „Gesunden" unbedenklich sind.

Wie sieht die Ernährung eines Schimmelpilz-allergikers aus?

Lassen Sie Ihre Nahrung so natürlich wie möglich, je mehr Fertigprodukte Sie einsetzen, desto größer ist die Chance auf industriell eingesetzte Pilzenzyme zu treffen.

Beispiele von Schimmelpilzenzymen in der Industrie:

- Obst für Fruchtsäfte (z.B. Apfelsaft) wird nicht mechanisch geschält; die Schale wird dabei durch Schimmelpilzenzyme „wegverdaut".
- Zur Fruchtsaftklärung werden Schimmelpilzenzyme eingesetzt.
- Bei Wein, Sekt und Bier (auch Diabetikerbier) werden verschiedene Schimmelpilzenzyme zugesetzt; sie regen den Gärungsprozess an und tragen zur Klärung des Getränkes bei.
- Durch Schimmelpilzenzyme wird die Backeigenschaft z. B. bei Weizen-und Roggenmehl verbessert.
- Bei Gemüsesäften werden häufig Schimmelpilzenzyme zugesetzt.
- Bei der Herstellung gesäuerter Milchprodukte, z. B. Joghurt, Quark, Käse (Schmelzkäse) werden Schimmelpilzenzyme verwendet.
- In Speiseeis, Margarine, Schokolade, getrockneten Gewürzen werden sie zur Aromaverbesserung eingesetzt.

Schimmelpilzenzyme können zudem enthalten sein in:

- Instand-Kaffee, alle anderen Instand-Lebensmittel
- Suppen, Kartoffelpüreepulver, Fleischzartmacher
- Konserven
- Kunsthonig, Marmelade, Marzipan
- Tomatenmark, Traubenzucker, Trockenobst
- bei der Herstellung von Fischmarinaden
- in Medikamenten z.B. Penicillin

TIPPS FÜR DIE PRAXIS:

- ➥ *Trockenfrüchte, Pistazien und andere Nüsse oder Kernarten können mit Schimmelpilzen besiedelt sein.*
- ➥ *Getrocknete Kräuter und Gewürze sind davon oft befallen. Denken Sie mal darüber nach, wie lange Ihre Gewürze, wie Muskat, Paprika … sich schon in Ihrem Schrank befinden. Verwenden Sie lieber frische Kräuter, reiben Sie die Muskatnuss selbst, mahlen Sie Ihre Gewürze selber, z. B. Pfeffermühle.*
- ➥ *Als Alternative zu industriell hergestellten Fruchtsäften bietet sich das Auspressen von frischem Obst an.*
- ➥ *Es empfiehlt sich auch Marmelade, sowie Kompott usw. selbst herzustellen.*
- ➥ *Bei frischem Obst und Gemüse sollten Sie nur die schälbaren Arten auswählen; verwenden Sie auch Tiefkühlware, da die Gefahr sehr gering ist, dass diese Ware mit Schimmelpilzen behaftet ist (durch Tiefgefrieren bleibt der Vitamingehalt erhalten).*
- ➥ *Möchten Sie Ihr Obst oder Gemüse nicht schälen, sollten Sie es vorher gründlich waschen oder bürsten.*
- ➥ *Vorsicht, trotz Waschen und Putzen können noch Schimmelpilzsporen oder Enzyme vorhanden sein, (z. B. im Kerngehäuse, auf einer faltigen Schale, am Stielansatz, oder Blütenansatz.)*
- ➥ *Bei überreifem Obst finden sich sehr häufig im Inneren Schimmelpilze, verzehren Sie deshalb nur ganz frisches Obst.*
- ➥ *Sprossen und Keimlinge bieten den Schimmelpilzen einen absolut geeigneten Nährboden.*
- ➥ *Auch Haferflocken sind oft mit Schimmelpilzen behaftet.*

- *Durch Dünsten und Dämpfen lassen sich nicht alle Schimmelpilze entfernen.*
- *Unter jeder Käserinde befinden sich Schimmelpilze. Hefepilze aller Art lösen häufig bei Schimmelpilzallergiker eine Reaktion aus, z. B. Bierhefe, Backhefe, sowie Wein und Branntwein. Hefeextrakte finden sich sehr häufig in Suppenwürfel, Tütensuppen, Tütensoßen, Suppenkonserven.*
- *Auch Tee (getrocknete Blätter, Blüten, sowie Früchte, aber auch Schwarztee vor allem Beuteltee) kann mit Schimmelpilzsporen-Enzyme behaftet sein.*
- *Edelpilzkäse, wie Camembert, Gorgonzola, Roquefort, Bavaria Blue, Brie müssen von einem Schimmelpilzallergiker „getestet" werden, zumal sie erfahrungsgemäß von vielen Allergikern vertragen werden.*
- *Auch Essig- und Essigprodukte stellen für Schimmelpilzallergiker öfters ein Problem dar, ebenso auch Fertigprodukte, die mit Essig zubereitet sind.*
- *Bedenken Sie auch, dass auf Rohschinken oder Salami häufig Schimmelpilze haften, die aber für „Gesunde" unbedenklich sind und vom Schimmelpilzallergiker auf Verträglichkeit getestet werden müssen.*
- *Gleichartige Produkte verschiedener regionaler Herkunft oder von unterschiedlichen Firmen können Enzyme und andere Stoffwechselprodukte von verschiedenen Schimmelpilzarten enthalten. So ist es durchaus möglich, dass Sie z. B. eine Bier- oder Weinsorte vertragen, hingegen eine andere Sorte nicht. Probieren Sie also möglichst mehrere Sorten und Firmen aus.*

Symptome einer Schimmelpilz-allergie

Durch Einatmen:

Fließschnupfen
verstopfte Nase
Atemnot
Niesen
Husten
Nesselfieber
Asthma
Augentränen
Augenbrennen

Durch orale Aufnahme:

Magen-Darmbeschwerden
Durchfälle
Kopfschmerzen
Hautjucken
Verschlimmerung
der Neurodermitis

UNSERE ERFAHRUNGEN:

- Für Schimmelpilzallergiker wird die Empfehlung ausgesprochen, dass nicht alle genannten Lebensmittel, die bei einer Schimmelpilzallergie in Frage kommen, zu meiden sind.

- Wie bei vielen anderen Allergien, macht auch hier meist die **verzehrte Menge** aus, ob es zu einer allergischen Reaktion kommt.

- In den meisten Fällen, so konnten wir beobachten, wurden Lebensmittel, die mit Schimmelpilzenzymen bearbeitet wurden, gut toleriert. Nur bei extremer Sensibilisierung gegen Schimmelpilze klagten Patienten über Symptome. Wir haben aber auch Patienten betreut, die überhaupt nicht auf Lebensmittel reagiert haben, obwohl eine Schimmelpilzallergie diagnostiziert wurde. Somit wird klar, dass für die Schimmelpilzallergie die **individuelle Verträglichkeit** abhängig ist, ob und wie viel der verzehrten Lebensmittel, die eine Reaktion auslösen können, vertragen werden.

- Lassen Sie bei Ihrem Arzt zur genauen Abklärung weitere Tests durchführen und testen Sie anhand **eines Tagebuches** Ihre persönliche Verträglichkeit selbst aus. Dabei lassen Sie erstmals die genannten Lebensmittel weg; stellt sich dabei eine spürbare Besserung der Symptome ein, beginnen Sie nach und nach Lebensmittel einzusetzen, die Reaktionen bei einer Schimmelpilzallergie auslösen können. So sehen Sie, ob und auf welches der genannten Lebensmittel Symptome auftreten.

  Beachten Sie, dass Reaktionen erst nach zehn bis zwölf Stunden auftauchen können.

- Stellen Sie nach etwa sechs Wochen keine Besserung der Symptome fest, ernähren Sie sich wieder normal.

- Vergessen Sie aber nicht, dass eine Vielzahl der Schimmelpilzallergiker nur auf die eingeatmeten Sporen (Enzyme) reagiert, nicht aber über den oralen Weg (das heißt über das aufgenommene Lebensmittel).

- Beachten Sie auch, dass es nur ein einziger Schimmelpilz sein kann, auf den Sie reagieren (inhalativ oder oral).

Die wichtigsten Schimmelpilze sind:

Alternaria:

Reifes Getreide, Mehl, Obst, Gemüse innerhalb der Wohnung, Sumpfgebiet, Wald, Gärten, wachsen auf verschiedenen Textilien (z. B. Leinenstoffen)

Starke Belastung im: Mai, Juli, August, Oktober

Botrytis einerea:

Fruchtsäfte, Wein

Starke Belastung im: Mai, Juni, Juli August

Cladosporium:

Parasit auf fast allen Pflanzen, auf faulen, abgestorbenen Blätter

Starke Belastung im: Mai, Juli, August, Oktober

Aspergillus:

Oft bei Lungenerkrankungen, aber auch auf Baumwollstoffen, Polstermöbel und Schaumstoffmatratzen. Man findet ihn auch auf Früchten, Gemüsen, im Mehl, im Heu, im Tierkot (Vorsicht bei Vogelhaltung), Holz, Papier und Tapeten. Im Bad und in allen feuchten Ecken des Hauses, besonders gerne hält er sich im Keller auf.

Starke Belastung im: Januar, Februar, November, Dezember

Penicillium:

Oft bei Käseherstellung, z. B. Camembert, Roquefort, auf Obst (vor allem auf Zitrusfrüchten, Äpfeln, Pfirsichen), Brot, Marmeladen, Fruchtsäften, Gemüse, feuchte Tapeten, feuchte dunkle Weinkeller, Gartenerde und Laub, Matratzen und Polstermöbel.

Starke Belastung im: Januar, Februar, Oktober, November, Dezember

Ernährung bei Getreideunverträglichkeit

Hinter welchen Begriffen kann sich Getreide „verstecken"?

Ganzes Korn
Dunst
Graupen
Flocken
Schrot
Grütze
Grieß
Mehl
Stärke

Nahrungsmittelallergien auf Getreide oder Getreideprodukte sind eher selten. Das liegt wohl daran, dass das Getreide meist nur im erhitzten Zustand verzehrt wird und dabei die Allergene ihre Aktivität verlieren. So konnten bei einigen Patienten in Blutuntersuchungen zwar Antikörper gegen Getreide festgestellt werden, eine allergische Reaktion aber beim Verzehr von erhitztem Getreide ausblieb.

Das **Mehlasthma**, bekannt vor allem in Bäckerfamilien, darf jedoch keinesfalls mit einer Allergie auf Getreide verwechselt werden. Meist werden auch hier erhitzte Getreideprodukte gut vertragen. Auch wird vermutet, dass durch den vermehrten Verzehr von Vollkornprodukten, vor allem aber von rohem Getreide (Frischkornmüsli) eine Nahrungsmittelallergie gegen Getreide hervorgerufen werden kann, wenn eine allergische Veranlagung bereits gegeben ist.

Vermehrt findet man auch Hinweise, dass Säuglinge und Kleinkinder von **Weizenallergien** betroffen sind, was auf die Beikosteinführung im zweiten Lebenshalbjahr zurückgeführt wird, in der Weizenbreie eine wesentliche Rolle spielen. Deshalb empfiehlt man für allergiegefährdete Säuglingen, Weizen und Dinkel zu meiden.

Beobachtet wird auch, dass hauptsächlich in der Gruppe der Gräser- und Getreidepollenallergiker Allergien gegen Getreide zunehmen (vorwiegend Weizen). Wahrscheinlich sind Pollenallergiker nicht empfindlicher geworden gegenüber früher, sondern die Umstellung der Ernährungsgewohnheiten spielt dabei eine wichtige Rolle.

Die Umstellung von **Weißmehl auf Vollkornmehl** mag für den „Otto-Normalverbraucher" wünschens-

wert sein, kann aber bei entsprechend sensibilisierten Allergikern eine Reaktion hervorrufen. Man weiß mittlerweile, dass das Eiweiß (Protein) des Getreides für eine Allergie verantwortlich ist. Diese Proteinbestandteile kommen in den Randschichten des Korns vermehrt vor und werden bei hellem, ausgemahlenem Mehl weitgehend entfernt. Im Vollkornmehl dagegen sind sie enthalten.
Wie bereits erwähnt, sind erhitzte Getreideprodukte meist besser verträglich als im Rohzustand, da durch das Erhitzen die Allergenität des Getreideproteins stark reduziert wird. Die Proteine des Getreides verlieren bei Temperaturen von 100°–120° Celsius über einer Stunde stark an ihrer Allergenität, werden aber nicht vollständig zerstört. Dies erklärt, warum nicht erhitzte Vollkornprodukte die höchste Allergenität unter den Vollkornprodukten besitzen (Frischkornmüsli). Gräser- und Getreidepollenallergiker sollten daher mit diesen Produkten vorsichtig umgehen.

ZUM BESSEREN VERSTÄNDNIS MÖCHTEN WIR MIT IHNEN EINE KLEINE MEHLKUNDE BETREIBEN

Allergieauslöser

Weizenprotein enthält unterschiedliche Proteinfaktoren:
Weizenalbumin und Globulin: Sind vorwiegend in der äußeren Schale zu finden.
Klebereiweiß – Gluten: ist vorwiegend im Mehlkörper zu finden.

Ausmahlungsgrad

Je nach Ausmahlungsgrad enthalten die verschiedenen Mehlsorten einen unterschiedlichen Anteil des Getreidekorns und somit auch einen höheren oder niedrigeren Mineralstoffgehalt. Der Mineralstoffgehalt kann durch „Veraschung" (= Verbrennung) festgestellt werden, da der Aschenanteil eines Mehles lediglich aus Mineralstoffen besteht. Verascht man also Mehlsorten mit unterschiedlichem Ausmahlungsgrad, so erhält man auch einen unterschiedlichen Aschegehalt (= Mineralstoffgehalt). Damit nun auch Sie als Verbraucher über den Mineralstoffgehalt der Mehlsorten informiert sind, werden die Mehlsorten mit Typenzahlen gekennzeichnet in den Handel gebracht. Die Typenzahl eines Mehles gibt den Mineralstoffgehalt in mg pro 100g Trockenmehl an.

Je höher also der Ausmahlungsgrad, desto höher die Mehltype

Die Mahlstufe gibt Auskunft über den Feinheitsgrad, sagt aber nichts über den Schalenanteil (Schrot, Grieß, Dunst, Mehl)

- **Mehl der Type 1600 enthält etwa 1600 mg Mineralstoffe pro 100 g Trockenmehl.**
- **Mehl der Type 405 enthält etwa 405 mg Mineralstoffe pro 100 g Trockenmehl.**
  Für die Praxis bedeutet dies, je niedriger der Ausmahlungsgrad, desto heller das Mehl.
- **Beispiel „Weizen" Typ 405 ist Weißmehl, Haushaltsmehl**
- **Typ 1700 ist Backschrot für Brot**

Helle Mehlfarbe = hoher Stärkeanteil (wenig allergieauslösend)
Dunkle Mehlfarbe = hoher Schalenanteil (häufig allergieauslösend)

Echte Nahrungsmittelallergie

Allergie mit Beteiligung des Immunsystems = Bildung von Antikörper: Meist nur auf eine Getreidesorte.

Unverträglichkeitsreaktion
z. B. Zöliakie/Sprue: hierbei sind alle Getreidepollen, Getreidesorten betroffen.

Kreuzreaktion
Pollenallergie Gräser – und häufig Weizen oder Roggen

Echte Getreideunverträglichkeit

Leiden Sie an einer echten Getreide-Nahrungsmittelallergie, so erstreckt sich die Allergie meist nicht auf alle Getreidearten, sondern nur auf eine bestimmte Getreidesorte z. B. Weizen oder Roggen.
Vorsicht bei Weizenallergie! Neuere Untersuchungen haben gezeigt, dass eine Vielzahl aller Weizenallergikern, die als **Alternative „Dinkel"** eingesetzt haben,

auch eine Sensibilisierung auf diese Getreideart bekamen (Dinkel ist die Urform des Weizens und enthält somit dieselben Eiweißbaustoffe).
Wichtig zu wissen ist aber auch, dass der Ertrag bei Dinkel durch Düngemittel nicht gesteigert werden kann. Deshalb findet speziell Dinkel im Bereich „Bio-Ernährung" immer mehr Anklang.
Patienten mit einer Weizenallergie teilen uns auch öfter mit, dass der Verzehr von Dinkel keine Probleme bereitet. Aber auch hier kann es später noch zu einer Sensibilisierung kommen.
Zum einen ist der Verzicht von Getreide ein erheblicher Aufwand bei der Speiseplangestaltung, zum anderen muss eine **Glutenunverträglichkeit** unbedingt ausgeschlossen werden.
Eine nicht behandelte Glutenunverträglichkeit führt zu gravierenden, gesundheitlichen Problemen. Erst dann liegt es an Ihnen, die individuelle Verträglichkeit gegenüber Getreide anhand der Nahrungsmittel und eines Tagebuches zu testen, z.B. ob Getreide im erhitzten Zustand, und Weißmehlprodukte besser verträglich sind als Roh- oder Vollkornprodukte.

Glutenunverträglichkeit

= Zöliakie/Sprue

Bei einer **Glutenunverträglichkeit** sind alle Getreidearten betroffen, da das Gluten, ein Getreideeiweiß (= Klebereiweiß) in **jedem Getreidekorn** vorkommt. Bei der sogenannten Zöliakie (oder einheimische Sprue, wie sie bei Erwachsenen genannt wird), **zerstört das Gluten die Darmschleimhaut**, so dass chronische Entzündungen und Verdauungsstörungen entstehen; man spricht dabei von einer **Darmzottenatrophie.**
Im Dünndarm wird die aufgenommene Nahrung in ihre Bestandteile aufgespaltet und vom Körper aufgenommen. Um dafür eine genügend große Oberfläche zu schaffen, ist der Darm mit sogenannten Zotten (fingerartige Ausstülpungen) ausgekleidet. Bei der Zöliakie/Sprue führt die Zufuhr von Gluten zur Abflachung der Dünndarmschleimhaut und zum **Abbau der Zotten**.

Eine Glutenunverträglichkeit, hat nichts mit einer Nahrungsmittelallergie zu tun.

Die Klebereiweiße aller Getreidearten werden unter dem Oberbegriff „Gluten" zusammengefasst.

Bei andauernder Glutenbelastung ist der Oberflächenverlust so groß, dass nicht mehr genug Nahrungsmittelbestandteile vom Körper aufgenommen werden können und Mangelerscheinungen auftreten (Einschränkung der Nährstoffaufnahme). Symptome sind z. B. Durchfall, Blähungen, Gewichtsabnahme, Müdigkeit, verminderte Leistungsfähigkeit und Mangelerscheinungen.

Die Behandlung der Zöliakie/Sprue besteht allein in der **ständigen lebenslang glutenfreien Ernährung**. Bei Einhaltung der Diät gewinnt die Dünndarmschleimhaut ihre normale Gestalt und Funktion wieder zurück. Die Symptome verschwinden meist vollständig.

Im akuten Zustand der Zöliakie/Sprue (totale Zottenatrophie) besteht durch die Schädigung des Bürstensaums der Schleimhaut eine verminderte, **fehlende Bildung von Laktase** (= Enzym, um Milchzucker abbauen zu können). Deshalb sollte in der akuten Phase unbedingt auf den Einsatz von Milchprodukten, die Milchzucker enthalten, verzichtet werden (siehe Seite 95 „Laktoseintoleranz").

Wird die glutenfreie Ernährung nicht eingehalten, setzt die Schädigung des Dünndarms wieder ein. Ein Ausbleiben der Symptome unter Normalkost sagt nichts über den Zustand der Darmschleimhaut aus.

Erst wenn die Zotten sich vollständig „regeneriert" haben, ist ein Verzehr von Milchprodukten, die Milch-

ZU BEACHTEN IST:

Besteht der Verdacht einer Glutenunverträglichkeit, sollte ein Arztbesuch nicht länger hinausgeschoben werden. Je länger die Krankheit unbemerkt, das heißt auch unbehandelt bleibt, desto schwerer können die Spätfolgen sein, eine Heilung wird dann immer schwieriger.
In seltenen Fällen kann es sich um eine vorübergehende Glutenunverträglichkeit handeln, weshalb öfters eine „Gluten-Belastung" gemacht werden sollte, entweder mit normalen Lebensmitteln (z. B. Brötchen) oder mit „Glidine".

TIPPS FÜR DEN ALLTAG:

Welche Getreidesorten müssen unbedingt bei der Diagnose Zöliakie/Sprue gemieden werden?

Gerste, Hafer, Roggen, Weizen, Dinkel, Grünkern und alle daraus hergestellten Lebensmittel.

Dazu gehören zum Beispiel:

Nudeln
Ravioli
Cannelloni
Maultaschen
Lasagne
Couscous
Pizza
Kamut,
alle Brot
und Gebäcksorten
Zwieback
Flockenmischungen
gefüllte Schokolade
(z.B. Mohrenkopf
Mars, Balisto
Bounty, Snickers
Milky-Way und
Lila Pause)
Kuchen
Pfannkuchen
Crepes
Paniermehl
(z. B. panierter Fisch)
Grieß-Vollkornbreie
(z. B. Griesflammerie)
Puddingpulver
Fertiggerichte, die oft
Mehl oder Stärke als
Bindemittel enthalten
(z. B. Kartoffelgerichte
mit Mehlzusatz, wie
Kroketten
Gnocchi
aber auch Eintöpfe
mit gebundener Soße
oder Fischkonserven
mit Soße
Pasteten
Fleischklöße
Leberknödel
Beutelsoßen
Soßenwürfel
fertige Salatsoßen
Sojasoße
Worchestersoße)

zucker (Laktose) enthalten wieder ratsam. Die eindeutige Diagnose Zöliakie/Sprue kann nur aufgrund einer Dünndarmbiopsie gestellt werden.

Ist Malz bei Zöliakie/Sprue erlaubt?

Malz wird aus gekeimter Gerste hergestellt und enthält, in größeren Mengen konsumiert, zuviel Gluten und ist deshalb ungeeignet.

Zu dieser Gruppe gehören:
Malzgetränke,
Getreidekaffee
Kaffee mit Malzzusatz
Malzbonbons
Malzkaffee
Frühstücksgetränke
wie Ovomaltine
Eimalzin
sowie alkoholfreies Bier
Light-Bier
Diätbier
Weizenbier und Reisbier
Vorsicht auch bei
Cornflakes

Die Zutatenliste kann wie folgt aussehen: Mais, Zucker, Salz und Malz.

Nahrungsmittel, die nur wenig Malz enthalten sind hingegen erlaubt.

Entnehmen Sie der Zutatenliste wie viel Malz sich im betreffenden Produkt befindet. Inhaltstoffe sind in mengenmäßig absteigender Reihenfolge daklariert.

Ist Stärke bei Zöliakie/Sprue erlaubt?

Hinter dem Begriff „Stärke" oder „modifizierte Stärke" kann sich auch Weizenstärke verbergen.

Aber wie bei Malz ist auch bei der Stärke die Menge maßgebend.

Eine kleine Menge Stärke z. B. in einer Soße kann meist ohne weiteres gegessen werden, ein Brot, das vorwiegend aus Stärke besteht dagegen ist nicht empfehlenswert.

Pflanzeneiweißerzeugnis und Zöliakie/Sprue

Hinter dem Begriff „Pflanzeneiweißerzeugnis" kann sich ebenso ein Produkt mit glutenhaltigem Getreide verstecken z.B. Joghurt und Milchmischerzeugnis (auch mit Fruchtzubereitung), Birchermüsli, Speiseeis, schaumartige Süßspeisen, Speisequarkerzeugnisse, Käse und Wurstwaren, die kalorienreduziert sind.

Gluten kann „versteckt" sein in:

Knabbererzeugnisse, auch wenn diese aus glutenfreien Produkten hergestellt sind, (z. B. Popcorn aus Mais) können Gluten als Träger für zugesetzte Aromastoffe enthalten (Kartoffelchips, Erdnussflocken, küchenfertige Pommes).
Lebensmittel mit Bindemittel können Gluten enthalten Vorsicht auch bei den Bezeichnungen: Emulgator, Stabilisator, Geliermittel.
Das Binden von Wasser und Fett, das emulgieren, stabilisieren und gelieren wird durch den Einsatz von Gluten wesentlich erleichtert, weshalb gerade fettreduzierten Lebensmitteln Beachtung geschenkt werden muss. Hinter der Bezeichnung „Bindemittel" oder „Füllmittel" können sich ebenfalls glutenhaltige Produkte verbergen.

Woher bezieht man glutenfreie Produkte?

Glutenfreies Brot sollte nur in eigens dafür eingerichteten Mühlen hergestellt werden, d. h. die glutenfreien Körner dürfen in keiner Mühle gemahlen werden, in der auch glutenhaltiges Mehl gemahlen wird.
Vermeiden Sie „Gummierungen“ beispielsweise bei der Briefmarke, abzulecken, es könnten glutenhaltige Klebemittel enthalten sein.
Weizenkeimöl enthält kein Eiweiß, weshalb es meist bei einer Glutenunverträglichkeit vertragen wird.

WEITERE TIPPS:

Bei zusammengesetzten Lebensmitteln wird auf die aktualisierten Positivlisten der deutschen Zöliakiegesellschaft verwiesen.
Zudem wird empfohlen, Produktauskünfte bei allen Herstellern glutenfreier diätetischer Lebensmittel anzufordern. Nur bei Produkten, die als glutenfreies Produkt gekennzeichnet sind, haben Sie die Sicherheit, dass sich tatsächlich kein Gluten darin befindet.

Das Symbolzeichen, welches völlige Freiheit von Gluten garantiert, besteht aus einer durchgestrichenen Weizenähre mit oder ohne Umrandungskreis.

Wählen Sie aus der Vielzahl glutenfreier Mehlmischungen oder Brot und Backwaren Ihre persönliche Geschmacksrichtung aus.
Die glutenfreie Rezeptsammlung wird es Ihnen ermöglichen, schmackhafte und vollwertige glutenfreie Brote zu backen. Schauen Sie sich in einem Reformhaus um und informieren Sie sich über das Angebot glutenfrei gekennzeichneter Lebensmittel. Sie werden überrascht sein, wie viel sich die Industrie diesbezüglich hat einfallen lassen. Von Baguette über aufbackbare Semmel, verschiedene Arten von Brote, Pizzaböden, Lasagneblätter, Gebäck aller Art, Nudeln in allen Variationen, Paniermehl um nur ein paar glutenfreie Lebensmittel zu nennen.

Internetadressen von Herstellern glutenfreier Lebensmittel

www.hammermuehle-shop.de
www.querfood.de
www.schaer.com
www.3pauly.de

Wo gibt es Hilfe?

Deutsche Zöliakie-Gesellschaft e.V. (DZG)
Filderhauptstr. 61, 70599 Stuttgart, Tel. 0711/454514
www.dzg-online.de

Als Alternative zu Getreide wird empfohlen:

Buchweizen: Zählt botanisch zu den Knöterichgewächsen, wie Rhabarber und Sauerampfer. Enthält hochwertiges Eiweiß und Kohlenhydrat, sowie Vitamine (B-Gruppe) und Mineralstoffe (Phosphor, Kalium, Magnesium, Kalzium, Eisen und Fluor).
Verwendungsmöglichkeit: Aufläufe, Suppen, Pfannkuchen, Klöße, gekocht als Beilage, geröstet fürs Müsli und Bratlinge.

Quinoa: Eine südamerikanische Körnerfrucht, mit ihren goldgelben Körnern der Hirse ähnelnd, zählt sie zu den Gänsefußgewächsen. Liefert reichlich Ballaststoffe, wertvolles Eiweiß, eine günstige Fettsäurezusammensetzung, sowie wichtige Vitamin- und Mineralstoffe (Kalzium, Phosphor und Eisen). Vor dem Verzehr sollte das Korn gewaschen werden.
Verwendungsmöglichkeit: Aufläufe, Bratlinge, Suppen, und Eintöpfe, gekocht als Beilage und Süßspeisen.

Amaranth: Stammt aus Mittelamerika, ist botanisch kein Getreide, sondern gehört zur Familie der Gartenfuchsschwänze. Amaranth zeichnet sich durch seine gute Verträglichkeit aus. Das Korn ist reich an hochwertigem Eiweiß, ungesättigten Fettsäuren, Ballaststoffen, Eisen, Magnesium und Vitaminen.
Verwendungsmöglichkeit: Bratlinge, Aufläufe, Süßspeisen, Tortillas oder als Beilage wie Reis.

Mais: Hat seinen Ursprung in Mittelamerika. Enthält Kohlenhydrat, Eiweiß, Fett (vorwiegend im Keimling), Vitamine, Mineralstoffe (Kalium, Magnesium, Phosphor, Eisen, Kieselsäure und Zink). Mais besitzt kein Klebereiweiß, enthält als einzige Getreideart größere Mengen an Karotin, der Vorstufe des Vitamin A.
Verwendungsmöglichkeit: Maismehl, Maisgrieß (Polentaschnitten), Maisstärke (z. B. für Pfannkuchen, Klöße, Fladen), Gemüsemais.

Hirse: Wird hauptsächlich in Afrika, Indien und China angebaut. Hirse sollte vor der Verwendung heiß gewaschen werden, um einen bitteren Geschmack zu vermeiden. Es ist das mineralstoffreichste Getreide, enthält

Weitere Alternativen sind:

Soja
Reis
Kartoffel
Leinsamen
Sesam
Sonnenblumenkerne
Mungobohnen
Kichererbsen
Maronen

als Dickungsmittel:

Johannisbrotkernmehl
Guarkernmehl
und daraus hergestellte Lebensmittel
(wie Stärke, Grieß Flocken)

viel Kieselsäure (gut für Haut, Nägel und Haare) sowie Eisen und Fluor. Hirse enthält kein Kleber-Eiweiß, ist leicht verdaulich.
Verwendungsmöglichkeit: Suppen, Brei, süße und pikante Aufläufe, Bratlinge, Pfannkuchen und gekocht als Beilage.

Kann es beim Verzicht von Getreide zu Mangelerscheinungen kommen?

In unserer Ernährung tragen Getreidesorten zur Versorgung mit Kohlenhydraten, einzelnen Vitaminen der B-Gruppe und vor allem mit Ballaststoffen bei. Doch trotz meiden der Getreideprodukte muss es zu keiner Mangelerscheinung kommen. Der Ballaststoffgehalt, die Vitamine und Mineralstoffe können leicht über vermehrten Verzehr von Obst und Gemüse sowie von Mais- oder Sojakleie abgedeckt werden.
Decken Sie Ihren pflanzlichen Eiweißbedarf mit den als alternativ genannten Produkten ab, wie Hirse, Buchweizen, Quinoa u. a., indem Sie diese bewusst in Ihren Speiseplan einbauen.
Da speziell Vollkorngetreide, sowie Schweinefleisch den Vitamin-B1-Bedarf abdecken (auch Thiamin genannt), sollte eine Rücksprache mit Ihrem Arzt erfolgen, wenn eine Unterversorgung dieses Vitamin B1 eventuell gegeben ist. Die Versorgung dieses Vitamins wird erschwert, da es in anderen Lebensmitteln nur in geringen Mengen enthalten ist. Setzen Sie deshalb Vollkornreis ein. Ein höherer Gehalt an Vitamin B1 ist auch in Bierhefe und in Hülsenfrüchten gegeben. Bei hohem Verzehr von Zucker wird vermehrt Vitamin B1 verbraucht. Daher kann ohne gleichzeitige erhöhte Zufuhr von Vitamin B1 ein Mangel entstehen.

Kreuzreaktion zu einer Gräser- oder Getreidepollenallergie

Wie wir bereits ausführlich im Kapitel „Pollenallergie" berichteten, kann es vor allem bei Gräser- und Getreidepollenallergiker zu Kreuzreaktionen auf Getreide kommen. Hier überwiegt die Sensibilisierung gegen Getreide vor allem auf Roggen und Weizen (Dinkel), aber auch auf Gerste.
Beobachtet werden muss hierbei: Die individuelle Verträglichkeit auf bestimmte Getreidesorten, den Ausmahlungsgrad, die verzehrte Menge und die Jahreszeit.

Ernährung bei Hühnereiallergie

Die zweithäufigste Nahrungsmittelallergie im Kindesalter ist die Hühnereiweißallergie. Dabei wurde beobachtet, dass die Sensibilisierung gegen Eiklar und Eidotterproteine stark altersabhängig ist. Eiklarallergien werden in erster Linie bei Kindern beobachtet, während bei Erwachsenen Sensibilisierungen gegen Dotterproteine überwiegen. Für einen Betroffenen ist es wichtig zu wissen, ob er auf einen hitzestabilen oder auf hitzelabilen Eiweißbestandteil des Hühnereis reagiert und ob die Reaktionen vom Eigelb oder vom Eiklar kommen.

Erfahrungswerte von Patienten mit einer Hühnereiallergie

Je nach Sensibilisierungsgrad und auf welche Bestandteile des Eis reagiert wird, vertragen manche Patienten ein hartgekochtes Ei, aber kein weichgekochtes. Andere berichten, dass beim Genuss von Fertigprodukten, die in kleineren Mengen Eier enthalten z.B. Nudeln mit Ei, Kuchen, Kekse, keinerlei Symptome auftreten, bzw. nur beim Genuss größerer Mengen.

Erfahrungsgemäß werden erhitze Eiprodukte wesentlich besser toleriert, als im Rohzustand. Gerade bei Kindern mit Neurodermitis und gleichzeitiger Allergie auf Hühnerei konnten wir beobachten, dass die Symptome stark mengenbezogen sind. „Schinkennudeln mit Rührei" werden häufig nicht vertragen, aber das „Ei in der Nudel". Auch „Spätzle" werden von unseren Kindern mit einer Hühnereiallergie nicht gut toleriert. Die meisten Fischstäbchen oder fertig panierten Schnitzel sind ohne Ei paniert, zur sicheren Abklärung empfiehlt es sich aber den Hersteller direkt zu befragen.

Ein Allergietest kann Ihnen zwar Auskunft über eine mögliche Allergie geben, doch ob das Ei im erhitzten Zustand oder in kleinen Mengen vertragen wird, müs-

sen Sie individuell herausfinden, anhand eines Tagebuches.
Bei Kleinkindern verliert sich die Hühnereiallergie meist bis zum 8. Lebensjahr; nur selten bleibt sie lebenslang erhalten. Dies soll Sie als Mutter ermutigen, Ihr Kind hin und wieder auf die Verträglichkeit von Hühnerei zu testen.

Stark ausgeprägte Hühnereiallergie

Wir haben aber auch Patienten mit extremer Sensibilisierung gegenüber Ei betreut, bei denen bereits die kleinste Menge von Hühnerei einen anaphylaktischen Schock (akute Luftnot) auslöste. Diese Patienten müssen auf Ei in jeglicher Form verzichten, auch auf verarbeitete Lebensmittel mit Eianteilen vor allem Fertigprodukte, da die Zutatenliste bei stark ausgeprägter Hühnereiallergie nicht ausreichend deklariert ist und manchmal sogar auf die Eier anderer Tierarten (z. B. Ente), sowie auf Hühner- und Putenfleisch. Glücklicherweise kommt dies aber eher selten vor.
Es wurde auch beobachtet, dass manche Patienten eine Kreuzallergie auf Vogelfedern haben. Bei der Haltung eines Kanarienvogels und gleichzeitigen Reaktionen nach dem Genuss von Ei (z. B. asthmatische Beschwerden) kann es zu solch einer Kreuzreaktion kommen.

In welchen Lebensmitteln kann Hühnerei „versteckt" sein

Handelsübliche Eier sind immer Hühnereier. Eier anderer Vogelarten dürfen nach der gültigen Lebensmittelgesetzgebung für Deutschland nicht in den Verkehr gebracht werden (Ausnahme: Wachteleier). Enteneier dürfen für Backwaren verwendet werden, müssen aber als solche gekennzeichnet sein.

Verarbeitete Eiprodukte verbergen sich hinter folgenden Bezeichnungen:

Vollei, Trockenei, Trockeneiweiß, Trockeneigelb, Eiklar, Eigelb, Eidotter, Flüssigei, Flüssigeigelb, Flüssigeiweiß, Eipulver, Lecithin, Weißei.
Vorzugsweise in Süß-, Teig- und Backwaren zu finden, oder als Zusatz bei Fertigprodukten.
Eiprotein kann, wenn auch nur in Spuren, in fast allen verarbeiteten Lebensmitteln enthalten sein. Sie dienen dabei als:

Emulgator z. B. in Margarine, Mayonnaise, Soßen, Suppen, Cremes, Gebäck, Süßspeisen.
Bindemittel z.B. Speiseeis, kalt oder warm aufgeschlagene Soßen, Schokolade.
Schaumbilder z. B. Souffles, Meringen, Biskuit.
Geschmacksgeber z. B. Kuchen, Suppen, Süßspeisen.
Farbgeber z. B. Gelbfärbung durch Karotinoide oder Hühnerei.
Zum Klären von Flüssigkeiten z. B. Brühen, Aspik, Säfte, Wein.

Hühnereiallergie und Lecithin

Lecithin wird in vielen Produkten als Emulgator verwendet und entweder direkt unter der Bezeichnung Emulgator Lecithin oder E322 aufgeführt. Lecithin wird aus Soja, Hühnerei oder anderen Ölsamen gewonnen. Woraus nun das genannte Lecithin hergestellt wurde, kann man anhand der Zutatenliste nicht erkennen. Steht auf einer Zutatenliste „Stabilisatoren" so kann es sich hierbei um Verdickungsmittel und Geliermittel, aber auch um Emulgatoren (also Lecithin) handeln. Lecithin ist aber so stark verarbeitet, dass der Körper es nicht mehr als „Soja oder Ei" erkennen kann. Selbst starke Allergiker haben deshalb in der Regel mit Lecithin keine Probleme.

Bindemittel – als Ei-Ersatz

Agar-Agar: Eignet sich für Marmeladen und Kaltschalen. Es ist sehr ergiebig und hat eine sechs bis zehnmal so hohe Gelierkraft wie Gelatine. Agar-Agar ist geschmacksneutral und verändert den natürlichen Eigengeschmack der Speisen nicht. Es wird kalt angerührt und dann mit dem Fruchtbrei erhitzt. Die Masse muss zwei Minuten durchkochen; beim Abkühlen geliert die Masse. Für einen halben Liter Fruchtsaft wird ein Teelöffel Agar-Agar benötigt. Es wird als Flocken oder Pulver angeboten.

Johannisbrotkernmehl: Zum Kochen und Backen geeignet, wird es als Vedickungs- und Bindemittel eingesetzt. Es ist zum Dicken von Soßen und Suppen geeignet, für Teige aus Mehlen, sowie für Desserts und

TIPPS FÜR DIE PRAXIS:

- *Bei Unverträglichkeit von Fisch oder Soja konnte man beobachten, dass dann auch häufiger Eier von Tieren, deren Futter Fischmehl oder Soja enthalten, ebenfalls nicht vertragen werden.*
- *Wenn Enzyme des Hühnereis als technisches Hilfsmittel verwendet wurden, steht dies nicht auf der Zutatenliste. Beispielsweise bei Fruchtsäften werden Hühnereienzyme zugesetzt zur Klärung und zur besseren Auspressbarkeit; auch im Wein dienen Enzyme als Klärungsmittel, so dass es vorkommen kann, dass Sie einen Rotwein nicht vertragen. Vorsicht auch bei Schokoladenlikör.*
- *Zur Verbesserung des Gesamteiweißes kann Hühnerei in Fleisch- und Wurstwaren zugesetzt werden.*
- *Auch in Brot- und Backmischungen kann Ei zugesetzt sein.*
- *Die Zutatenliste ist nicht immer vollständig, da die Zutaten unter 25% nicht angegeben werden müssen, z. B muss Gebäck in einem Schokoriegel in der Zutatenliste nur als „Gebäck" aufgeführt sein, wobei in diesem Gebäck Hühnerei enthalten sein kann.*
- *Nudel darf „eifrei" heißen, wenn der Gehalt an Hühnereiweiß kleiner ist, als in Teigwaren vorgeschrieben. Italienische Nudeln enthalten nur selten Eier.*
- *Sollten Sie also an einer extremen Sensibilisierung gegenüber Hühnerei leiden, sollten Sie bei jedem fraglichen Produkt – und das sind sehr viele – den Hersteller befragen oder die Speisen selbst zubereiten.*

Kompott. Nehmen Sie statt 4 Eier 150 ml Flüssigkeit und eine Messerspitze Johannisbrotkernmehl (1 g). Diese Masse wird in kalte oder warme Speisen eingerührt, Kuchen werden dadurch sehr locker. Da es keinen Eigengeschmack hat, ist es vielseitig verwendbar.

Pektin: Pektin kommt vorwiegend in unreifem Obst vor. Es ist in flüssiger Form oder als Pulver erhältlich und eignet sich zur Marmeladen- oder Geleeherstellung.

„Ei-Ersatz oder Dotterfrei": Verwendung: Pro Ei werden 2 Teelöffel Ei-Ersatz oder Dotterfrei und 2 bis 3 Esslöffel Flüssigkeit benötigt. Beides miteinander gut aufschlagen, dann zu den Speisen geben.

Hirse- und Hefeflocken: Eignen sich vor allem für pikante Gerichte. Sie werden nach und nach in die Speisen eingerührt – **Vorsicht** – es dauert ein wenig bis es andickt, deshalb immer nur kleine Mengen hinzugeben.

Kartoffelpüreepulver: Eignet sich besonders zum Abbinden von Suppen oder Soßen. Das Pulver wird je nach Bedarf in die heiße Flüssigkeit eingerührt. Bei Milchallergie auf milchfreies Pulver achten. Nicht zum Backen geeignet.

Geriebene Kartoffeln: Eignet sich zum Binden von Soßen und Suppen, sowie für Backwaren. Reiben Sie rohe oder gekochte Kartoffeln nach und nach in kleinen Mengen unter den Teig oder die Soßen.

Können beim Vermeiden des Hühnereis Mangelerscheinungen entstehen?

Eine abwechslungsreiche Kost mit Fisch, Fleisch, Milchprodukte, Gemüse, Vollkornprodukte, Kartoffel und Obst deckt den Bedarf aller Nährstoffe; eine Unterversorgung ohne Hühnerei ist somit nicht gegeben.

KOCHEN UND BACKEN OHNE EI – REZEPTBEISPIELE

Pfannkuchen ohne Ei

Pfannkuchen, man glaubt es kaum, gelingen auch ganz ohne Ei. Zum Andicken bietet sich auch hier (zusätzlich zum Mehl) Johannisbrotkernmehl an. Er gelingt aber auch nur mit Mehl und Mineralwasser und ein wenig Milch. Sie können aber auch denselben Teig wie für Waffeln verwenden. Wenn gleichzeitig eine Kuhmilchallergie vorliegt, bietet sich an, den Teig nur mit Mineralwasser zu machen, er wird dabei lockerer.

Frikadellen und paniertes Schnitzel

Frikadellen werden mit Quark locker, auch hier ist der Einsatz von Ei nicht notwendig. Haferflocken, sowie Hefe- oder Hirseflocken geben zusätzlich eine Bindung. Auch Sojamehl hat eine starke „Bindefähigkeit".
Ein Schnitzel lässt sich sehr gut ohne Ei panieren, legen Sie es in Sahne oder Crème fraîche statt in Ei, dann in Semmelbrösel. Bei einer bestehenden Milcheiweißallergie wird statt Sahne Wasser oder Sojamilch verwendet.
Mit den Ei-Ersatzprodukten können Sie nahezu jedes Gericht zubereiten.

KOCHEN UND BACKEN OHNE EI – REZEPTBEISPIELE

Waffeln ohne Ei

200 g Weizenmehl mit einer Prise Salz und einem Teelöffel Zimt mischen. 50 g milchfreie Margarine mit 2 Esslöffeln Honig und 250 ml Wasser zu einem Teig verrühren und etwa 40 Minuten quellen lassen. Das Waffeleisen gut vorheizen und nacheinander vier Waffeln ausbacken. Wenn Sie den Teig etwas dickflüssiger machen, eignet er sich zum Zubereiten von Kaiserschmarren, geben Sie noch Rosinen dazu und braten den Teig zu einem großen Pfannkuchen. Erst wenn der Teig fest geworden ist, sollte er noch während des Backens in kleine Stücke gerissen werden.

Kuchen ohne Ei

2 Messlöffel (2 Gramm) Johannisbrotkernmehl mit 160 ml Wasser verrühren. 300 g milchfreie Margarine mit 280 g Zucker, 1 Päckchen Vanillezucker schaumig rühren, nach und nach das angerührte Johannisbrotkernmehl hinzugeben. 500 g Mehl mit 1 Päckchen Backpulver mischen und abwechselnd mit 125 g Reismilch oder Mineralwasser bei Milchallergie, sonst normale Milch und Mineralwasser unterrühren. Der Teig muss schwer reißend vom Löffel fallen. Jeweils einen gehäuften Teelöffel in kleine Papierbackförmchen oder auf ein Blech geben und bei 150 Grad 10 bis 15 Minuten backen. Die Törtchen können je nach Belieben z. B. mit Obst bestückt werden.

Hefekuchen und Mürbteig

Ein Hefekuchen gelingt hervorragend ohne Ei, verwenden Sie dabei Mineralwasser zum Anrühren des Teiges. Für 500 g Mehl benötigt man 1 Würfel Hefe, 125g Margarine, 1–2 EL Honig, 1 Prise Salz und 1/4 l lauwarmes Mineralwasser.

Auch Mürbeteig wird ohne Ei zubereitet: Anstelle von Butter kann auch Margarine ohne Milchanteil verwendet werden (z. B. Becel), wenn zusätzlich eine Milcheiweißallergie vorliegt.

Grundrezept Semmel

Machen Sie in 250 g Weizen- oder Dinkelmehl eine Mulde und geben 1 Pck. Trocken- oder Frischhefe hinein. Gießen Sie 1/4 l lauwarmes Wasser, 1 EL Öl und eine Prise Salz in diese Mulde und lassen den Teig etwas gehen. Nun wird solange geknetet, bis ein glatter Teig entstanden ist. Den Teig zu Semmeln formen und zugedeckt bei etwas Wärme etwa 1 Stunde gehen lassen. Bevor Sie die Semmeln in den Ofen geben schneiden Sie oben mit dem Messer eine Kerbe, so behalten sie während des Backens die Form und bepinseln die Semmeln mit Wasser.

Abwandlung: *Geben Sie in den Teig Sonnenblumenkerne, Kürbiskerne oder verwenden Sie Vollkornmehl. Geben Sie nach dem Bepinseln auf die Oberfläche Sesam.*

Süße Semmel: *Nehmen Sie das „Grundrezept Semmel" und geben statt Salz Zucker in den Teig, je nach Geschmack, sowie eingelegte Rosinen. Etwas Quark gibt den Semmeln einen kräftigeren Geschmack.*

Ernährung bei Kuhmilchallergie

Als erstes muss im Bereich der Milcheiweißallergie geklärt werden, ob

- eine **Milchzucker-Unverträglichkeit** (Laktose-Intoleranz),
- eine **Kuhmilcheiweißallergie mit Beteiligung des Immunsystems**
- oder aber eine **Milcheiweiß-Unverträglichkeit ohne Beteiligung des Immunsystems** vorliegt (z. B. Juckreiz, Ekzembildung).

Somit wird klar, dass die Beschwerden nach dem Verzehr von Kuhmilch auf verschiedene Komponenten beruhen können: Zum einen kann man auf das Eiweiß der Milch reagieren, der Körper identifiziert das Eiweiß der Kuhmilch als fremdes Eiweiß (Antigen) und reagiert mit der Produktion von Antikörper, zum anderen kann eine Unverträglichkeit gegenüber Milchzucker Beschwerden auslösen, was aber keine allergische Reaktion darstellt. Es gibt verschiedene Verfahren um feststellen zu können, ob eine Kuhmilcheiweißallergie oder eine Laktose-Intoleranz vorliegt. Dies sollten Sie aber dringend mit dem Arzt abklären.

Ein pauschaler Verzicht aller Milchprodukte nur auf Verdacht oder als „Vorbeugemaßnahme" kann gerade beim Heranwachsenden gravierende Folgen mit sich bringen.

Auch Erwachsene sollten aufgrund der wichtigen Nährstoffe in Milchprodukten nur dann darauf verzichten, wenn tatsächlich Symptome nach dem Verzehr auftreten. Liegt z.B eine **Laktose-Intoleranz** vor, müssen nur **Milchprodukte mit Milchzucker** gemieden werden, in vielen Fällen auch nur eingeschränkt werden. Käsesorten, wie Emmentaler, Bergkäse, Gouda, Tilsiter, Camembert, Brie, Weinkäse, Romadur, Schafskäse, Harzer, Esrom, Mozzarella u. a. haben nur einen sehr geringen Milchzuckeranteil und werden im Normalfall auch bei einer Laktoseintoleranz gut vertragen. Dagegen führen Frischkäse, Schmelzkäse, Hüttenkäse, Quark, Joghurt, Milch, Sahne, Crème fraîche häufiger zu Reaktionen; hier muss die individuelle Verträglichkeit ausgetestet werden.

Im Kleinkindalter tritt eine Kuhmilcheiweißallergie sehr häufig auf, als Folge des noch nicht vollständig ausgereiften Immunsystems.

Glücklicherweise verlieren die meisten Kinder Ihre Allergie auf Kuhmilch, wie bei der Hühnereiallergie, mit dem 8. Lebensjahr.
Da gerade in dieser Altersgruppe aber die Versorgung mit verschiedenen Nährstoffen sehr wichtig ist, möchten wir in unserer Broschüre dieses Thema sehr ausführlich behandeln.

ZU BEACHTEN IST:
Bei Kuhmilchallergie möchten wir darauf hinweisen, dass die individuelle Verträglichkeit ausgetestet werden muss, so konnten wir die Erfahrung machen, dass Sahne und Butter sowie Crème fraîche trotz bestehender Kuhmilchallergie toleriert werden.
Je höher der Fettanteil in den Milchprodukten ist, desto besser ist die Verträglichkeit. Oft werden aber auch kleine Mengen Joghurt, Dosenmilch, Käse oder Quark gut toleriert. Durch Erhitzen gehen bei Molkenprodukten einige Allergene verloren.
Testen Sie die Verträglichkeit anhand eines Tagebuches mit der Absprache Ihres Arztes aus.

Die Alternative „Soja“

Die Alternative „Soja“ bei einer allergischen Reaktion auf Kuhmilch wird gerade bei Kindern nicht weiter empfohlen, zumal Erfahrungswerte gezeigt haben, dass die Mehrheit aller Kuhmilchallergiker relativ schnell auch eine Sensibilisierung gegenüber Soja entwickelt. Meist reicht es aus, Soja in „Reinform“ zu meiden, wie z. B. Sojamilch, Sojasahne, Pudding aus Soja, Sojawürste, Brotaufstriche aus Soja hergestellt, wogegen Soja, in kleinen Mengen verarbeitet, meist keine Sensibilisierung auslöst. Das Meiden dieser Lebensmittel wird in vielen Kliniken als Vorbeugemaßnahme bei Kindern mit Kuhmilchallergie angestrebt.

Wenn Sie auf den Einsatz von Soja ganz verzichten möchten gilt:

Achten Sie beim Meiden von Soja auf die Zutatenliste. Sojazusatz ist deklariert. Bei loser Ware müssen Sie sich an den Hersteller oder Fachverkäufer wenden. Der Emulgator Lecithin (E322) ist vorwiegend aus Soja hergestellt. Wie bereits erwähnt ist das Soja-oder-Ei-Lecithin selbst für einen stark sensibilisierten Allergiker gut verträglich, da der Körper dies nicht mehr als „Soja oder Ei" erkennen kann.

Vorkommen von Soja

In Schokoladenerzeugnissen kann Sojamehl verarbeitet sein, ohne dass es auf der Zutatenliste vermerkt ist. Soja kann sich ebenfalls hinter der Bezeichnung „pflanzliches Eiweiß" verbergen. Auch bei den Begriffen „Stabilisatoren, Verdickungsmittel und Geliermittel" kann es sich um Soja handeln.

In folgenden Fertigprodukten muss mit Soja gerechnet werden:

Brot und Backwaren
Diabetikergebäck
Zwieback
Sojamehl als Eiersatz
Süßwaren
Frühstücksflocken
Schokolade
Pralinen
Fleisch- und Wursterzeugnisse
Fischerzeugnisse
Würzsoßen,
Grillsoße
Fertigsoßen
Salatsoßen
Brühwürfel
Margarine und Speiseöle
Mayonnaisen
Teigwaren
Fertigmehle
Säuglings- und Kindernahrung

Symptome einer Kuhmilchallergie oder Laktoseintoleranz

Blähungen, Koliken, Darmgeräusche, Übelkeit, Brechreiz, starke Durchfälle, Rachenjucken, geschwollene Nasenschleimhaut, häufiger Harndrang ohne Infekt, Hautjucken, brennende Schmerzen im Analbereich, Ekzeme, Halsschmerzen ohne Infekt.

Lebensmittel-deklaration bei Kuhmilchallergie und Milchzucker-Unverträglichkeit

Auch hier gibt es Lücken und Tücken:

Enthält ein Endprodukt z. B. die **zusammengesetzte Zutat „Margarine"**, so muss in der Zutatenliste ein Milchanteil nicht angegeben werden, wenn er weniger als 25% ausmacht. Somit wird also nicht ersichtlich, ob diese Margarine einen Milchanteil enthält. Testen Sie das Produkt in kleinen Mengen aus, bei extremer Sensibilisierung raten wir den Hersteller zu befragen.
Von der Deklaration ausgenommen sind Trägerstoffe für Zusätze und Aromen, somit also auch Milchzucker. Das heißt in der Lebensmittelindustrie werden Lebensmittel aus technologischen Gründen, die von Natur aus keine Milchbestandteile enthalten Milchzucker zugesetzt.
Namen, hinter denen sich Milchzucker oder Milcheiweiß verstecken, sind: **Molkenprodukt**, **Molkenprotein**, **Molkepulver**, **Süßmolke**, **Sauermolke**, **Kasein**, **Kaseinade**, **Laktalbumin**, **Laktoglobulin**, **Vollmilchpulver**, **Magermilchpulver**.
Wenn Sie **Medikamente** einnehmen, befragen Sie Ihren Arzt oder Apotheker, ob das Präparat laktosefrei ist.
Milch kann z. B. enthalten sein in: Milchbrötchen, Waffeln, Sahnetorten, Schokoladenkuchen, Backmischungen für Brot und Kuchen, Fleisch und Wurstimitate auf Sojabasis hergestellt, cremige Liköre und Mixgetränke, Mayonnaisen, Senf, Ketchup, Fertigsoßen, Margarine, abgepackte, hocherhitzte Wurstwaren.
Dunkle Schokoladen enthalten in der Regel keine Milchbestandteile, z. B. Bitterschokolade, Blockschokolade und Herrenschokolade.
Brühwürste, wie Bierschinken, Wiener Würstchen, Bratwurst, Fleischkäse, Fleischwurst, können einen Milchanteil besitzen, Ihr Metzger wird Ihnen Auskunft geben oder achten Sie auf die Zutatenliste.
Margarine ohne Milcheiweiß sind z. B. Vitasieg (eignet sich zum Backen), Vitaquell extra, Rama balanca (auch zum Braten und Backen geeignet), Becel (als Brotaufstrich geeignet)

Was versteht man unter Laktose-Intoleranz (Milchzucker-Unverträglichkeit)?

Die Toleranzgrenze ist individuell verschieden:

Gesunde Erwachsene nehmen im Schnitt bei einer abwechslungsreichen Mischkost durchschnittlich 20 bis 30 g Milchzucker über die Nahrung auf. Personen mit Laktose-Intoleranz vertragen oft bis zu 10 g Milchzucker am Tag, andere dagegen bekommen bereits nach 3 g Beschwerden: Testen Sie also Ihre individuelle Verträglichkeit und setzten Sie sich mit Ihrem Arzt in Verbindung.

Laktosebelastungstests

Zur vollständigen Abklärung, ob es sich um eine Laktose-Intoleranz handelt dienen verschiedene Testverfahren:

Provokationstest: Dies bedeutet die Gabe von Kuhmilch. Dieser Test sollte nur unter ärztlicher Aufsicht erfolgen.

H^2-Atemtest: Nach oraler Laktosegabe (2 g pro kg Körpergewicht, höchstens aber 50 g) wird in bestimmten Zeitabständen das Gas H^2 oder CO^2 in der ausgeatmeten Luft gemessen. Diese Bestimmung gibt Auskunft über die Laktosespaltung. Es ist sinnvoll, diesen Test stationär unter ärztlicher Aufsicht durchführen zu lassen, dass eventuelle heftige Reaktionen sofort behandelt werden können, da die Gabe von bis zu 50 g Laktose nicht ganz ungefährlich ist (diese Menge entspricht immerhin 500 g Milchschokolade).

Laktosebelastung: Nach oralem Verzehr von bis zu 50 g Laktose (in Wasser gelöst) wird in Abständen von 15 Minuten über zwei Stunden der Verlauf des Glukosewertes in Blut oder Atem gemessen. Ist der Anstieg der Glukose zu gering oder er fehlt ganz, liegt ein Laktosemangel, also eine Laktose-Intoleranz vor.

Gewebeprobe: Bei einer Darmspiegelung wird eine Gewebeprobe entnommen, welche Aufschluss über die Laktose-Aktivität gibt.

Laktoseintoleranz, eine Pseudoallergie

Die Laktose-Intoleranz wird auch als **Pseudoallergie** bezeichnet, da sie ohne Beteiligung des Immunsystems abläuft, die Symptome sich von denen einer echten Kuhmilchallergie aber nicht unterscheiden. Die Reaktion ist dabei dosisabhängig und tritt meist 30 Minuten bis drei Stunden nach dem Verzehr auf. Symptome können bereits beim ersten Kontakt mit dem Auslöser auftreten – ohne vorherige Sensibilisierungsphase.

Krankheitsformen

Angeborene Laktose-Intoleranz: kommt eher selten vor, kann dennoch bereits bei Säuglingen zu extremen Durchfällen führen. Nicht erkannt kann dies zu fatalen Folgen führen. Erworbene Laktose-Intoleranz: kann spontan auftreten, auch wenn vorher Laktose vertragen wurde, eine Schädigung der Darmschleimhaut z. B. durch Viren wird dabei diskutiert. Sie muss nicht ein Leben lang anhalten. Im Laufe des Lebens nimmt die produzierte Laktosemenge (= Enzym zum Abbau der Laktose, befindet sich in der Darmschleimhaut) natürlicherweise ab, womit auch immer weniger Milchzucker toleriert wird. Bei Erkrankungen des Dünndarms und nach Magen-Darmoperationen kann es zu Beschwerden beim Verzehr von Milchzucker kommen.

SYMPTOME SIND VOR ALLEM:

Blähungen
Krämpfe
Durchfall
Koliken

SEIEN SIE WIE EIN DETEKTIV:

Die Symptome einer Laktose-Intoleranz sind so vielfältig, dass man sie oft nicht damit in Verbindung bringt. Seien Sie wachsam, gerade nach dem Verzehr von Milchprodukten und bitten Sie bei Ihrem Arzt um einen Test, zur vollständigen Abklärung. Achten Sie auf Ihr Baby, falls es regelmäßig schmerzhafte Blähungen oder starke, übel riechende Durchfälle aufweist.

Behandlung

Für laktose-intolerante Menschen gibt es Präparate, die das Enzym Laktase ersetzen sollen. Die Erfahrung zeigt, dass sie bei manchen Menschen wirken, bei anderen nicht. Allgemein wird geraten, diese Medikamente nur in „Notfällen“ zu nehmen (z. B. bei einem Restaurantbesuch) und im Alltag auf eine laktosearme Kostform zu achten.

Ernährung bei Kuhmilcheiweiß-Allergie

Was ist ein Protein?

Protein (Eiweiß) besteht aus einer unterschiedlichen Anzahl verschiedener Aminosäuren. Jedes Nahrungsmittel hat einen spezifischen Aminosäurenaufbau. Somit können Eiweiße anderer Nahrungsmittel durchaus vertragen werden, auch wenn eine allergische Reaktion gegen Milcheiweiß vorliegt.

Milchprotein (Milcheiweiß) besteht aus unterschiedlichen Proteinbestandteilen. Die bedeutsamsten Proteine in der Kuhmilch sind:

Kasein	(ca. 80 % vom Gesamteiweiß)
Alpha-Laktalbumin	(2–5 % vom Gesamteiweiß)
Beta-Laktoglobulin	(7–12 % vom Gesamteiweiß)

Auf welchen Bestandteil der Milch wird reagiert?

Eine Verträglichkeit von Milch und Milchprodukten kann nun davon abhängig sein, auf welches Protein eine allergische Reaktion vorliegt. Dies kann vom Arzt ausgetestet werden. Menschen mit Laktoseintoleranz müssen alle Produkte meiden, die Laktose enthalten, Kuhmilchallergiker dagegen können Produkte mit Milchzucker oder Milchsäurekulturen meist vertragen.

Kasein

- Kasein ist ein hitzestabiler Proteinbestandteil; seine allergische Wirkung bleibt auch nach dem Erhitzen der Milch bestehen.
- Liegt eine Allergie gegen Kasein vor, wird Joghurt, Quark, Kefir, Dickmilch, Buttermilch und Käse nicht vertragen.
- Kasein ist ein nicht artspezifisches Protein. Das heißt, es werden auch Milch und deren Produkte anderer Tiere nicht vertragen (z. B. Ziegenmilch, Käse, Schafsmilch, Käse).

- Da Molke kein Kasein enthält, kommt es als Nahrungsmittel für Kaseinallergiker oft in Frage. Doch zu beachten ist, dass man den Calciumbedarf mit Molke nicht abdecken kann. Ob Molke vertragen wird, sollte vorsichtig ausgetestet werden.

Alpha-Laktalbumin und Beta-Laktoglobulin

- Diese Milchbestandteile sind „**hitzelabil**", das heißt die allergene Wirkung kann durch Erhitzen der Milch entweder aufgehoben oder vermindert werden. Vermindert wird die allergene Wirkung durch Pasteurisieren oder Ultrahocherhitzen. Aufgehoben wird die allergene Wirkung durch Sterilisation oder zehn minütiges Kochen. Deshalb werden Butter, erhitzte Milch und Milchprodukte sowie Käse vertragen.
- Diese Proteine sind **nicht artspezifisch**; es kann trotz Allergie gegen diese Proteine, Milch oder Produkte anderer Tiere vertragen werden, wie z. B. Ziegenmilch, Ziegenkäse, Schafsmilch, Schafskäse, Stutenmilch, Büffelmilch (Mozzarella di bufala).
- Für **Säuglingsernährungen sind jedoch diese Milcharten nicht zu empfehlen**, weil die Inhaltstoffe dem Bedarf eines Säuglings nicht entsprechen. Neuere Erkenntnisse zeigen auch, dass sich eine Sensibilisierung auf Milchprodukte anderer Tiere entwickeln kann.
- Zu beachten ist, dass es bei einer **Sensibilisierung gegen Beta-Laktoglobulin** auch zu einer **Sensibilisierung auf Kalbfleisch** kommen kann.

Beurteilung von Ersatzprodukten

Sojamilch: Sie ist laktosefrei, also für Patienten mit einer Milchzuckerunverträglichkeit geeignet. Der Calciumgehalt aber ist zu niedrig, so dass mit Sojamilch der Calciumbedarf nicht abgedeckt werden kann. Es werden mittlerweile aber calciumangereicherte Sojaprodukte angeboten. Eine Sensibilisierung zu Kuhmilch wird sehr häufig beobachtet. Mittlerweile bietet die Industrie auch Sojajoghurt oder Sojacremes an als Alternative zu Sahne oder Schmant sowie Tofu-Mayonnaise.

Ziegenmilch und Schafsmilch: Sie enthalten viel Calcium, aber auch viel Bakterien und sind für Säuglinge absolut ungeeignet. Bei einer Kaseinallergie werden Ziegen- und Schafsmilch nicht vertragen. Viele Kinder reagieren bereits nach kurzer Zeit auf Ziegen- oder Schafsmilch. Untersuchungen ergaben, dass es bei bestehender Kuhmilchallergie zu einer Sensibilisierung auf Ziegen- und Schafsmilch kommen kann.

Stutenmilch: Sie ist sehr teuer, ihre Beschaffung schwer, der Gehalt an Eisen und Vitamin C hoch, sie enthält viele Bakterien, bei einer Kaseinallergie wird auch Stutenmilch nicht vertragen.

Mandelmilch/Sesamnuss: Mandeln sind keine Nüsse und werden deshalb sehr häufig von Allergikern auf Nüsse gut vertragen.
Sie gelten jedoch nicht als Milchersatz bei Säuglingen, da die Inhaltstoffe dem Bedarf nicht angepasst sind, sie sind für allergiegefährdete Patienten mit Vorsicht zu genießen, da sie andere Allergien auslösen können.

Reismilch, Hafermilch: Als mittlerweile beliebteste Alternative, eignet sie sich morgens zum Zubereiten von „Kaba", Müsli, Soßen, und Pudding. Sie bietet viele Einsatzmöglichkeiten und ist in vielen Geschäften erhältlich. Zu bedenken ist jedoch, dass sie keinesfalls den Nährstoffbedarf abdecken kann. Reismilch wird mit etwas Vanillegeschmack angeboten, diese findet eher im „süßen" Bereich Verwendung.

Wenn Sie selbst Ersatzmilch herstellen möchten:

Zu beachten ist, dass eine selbst hergestellte Ersatzmilch für die Säuglingsnahrung völlig ungeeignet ist und nur eine kurze Haltbarkeit aufweist (im Kühlschrank etwa 2 bis 3 Tage).

Mandelmilch, Linsenmilch oder Sesammilch:
200 g Mandelmehl, Linsen oder Sesam, fein gemahlen, mit 400 ml Wasser verrühren und 2 Stunden in den Kühlschrank stellen. Ab und zu umrühren, danach die Masse durch ein feines Baumwolltuch geben.

Kokosmilch: 200 g Kokosflocken mit 1 Liter Wasser etwa 3 Stunden quellen lassen. Danach die Masse zum Kochen bringen, vom Herd nehmen und abkühlen lassen. Die Kokosmasse durch ein feines Baumwolltuch streichen.

Reismilch: 200 g Reis mit 1 Liter Wasser zum Kochen bringen, bis der Reis sehr weich ist. Die Masse abkühlen lassen und durch ein feines Baumwolltuch streichen.

Schokolade selbst hergestellt

Man erhitzt Kakao- oder Kokosbutter in einem Wasserbad und rührt nach und nach unbehandeltes Kakaopulver ein. Mit Vanille und Puderzucker wird die Masse nun abgeschmeckt. Je nach Verträglichkeit können Rosinen oder Sahne eingerührt werden.

Brotaufstriche ohne Milchanteil

Avocadocreme pikant: Bis 3 Avocados werden entkernt und grob zerkleinert. Dann mit etwas Zitronensaft püriert. 1 Zwiebel hacken, 1 Knoblauchzehe zerdrücken und zu dem Avocadomus geben.
Alles noch einmal kurz pürieren. Bei Verträglichkeit kann noch 50 g Sojacreme und 2 EL Sojamilch unter gemengt werden.

Avocadocreme süß: Zerdrücken Sie das Fleisch von 2 Avocados mit einer Gabel und geben 2 EL Honig und 3 EL Orangensaft dazu.
Bei Verträglichkeit bietet sich auch hier an: 50 g Sojacreme dazu zu geben.

Schokocreme mit oder ohne Nuss: Erwärmen sie über einem Wasserbad 100 g Zartbitterschokolade bis sie flüssig ist. Nachdem sie etwas abgekühlt ist gibt man 200 g zimmerwarme, milchfreie Margarine dazu. Süßen sie die Schokocreme je nach Geschmack mit Honig oder Ahornsirup. Bei Verträglichkeit kann unter die Creme noch 50 g Haselnussmus gemengt werden.

WEITERE TIPPS BEI VERTRÄGLICHKEIT VON SOJA:

- *Rahmspinat oder Rahmgemüse gelingt mit Sojamilch oder Sojacreme ebenso, wie wenn Sie Sahne zugeben.*
- *Eine Bratensoße mit Sojamilch oder Sojacreme gemischt schmeckt wie eine Rahmsoße.*
- *Pfannkuchen mit Sojamilch ist eine weitere Alternative, dieser gelingt aber auch, wenn Sie als Flüssigkeit nur Mineralwasser einsetzen.*

Spaghetti mit heller Soße

Schwitzen Sie gehackte Zwiebel, frische Champignons und Speck an und löschen dies mit Sojamilch ab. Lassen Sie dies etwa 10 Minuten bei kleiner Hitze köcheln, und geben dann die Spaghetti zu. Würzen Sie nach Belieben.

Pizza ohne Käse

Belegen Sie die Pizza, (Hefeteig ohne Milchbestandteil) mit passierten Tomaten, Salami, Schinken, Spinat, Artischocken usw.
Bereiten Sie eine Mehlschwitze zu und löschen diese je nach Verträglichkeit mit Sojamilch oder Gemüsebrühe ab.
Geben Sie die zuvor angeschwitzen Zwiebel und Champignons, sowie Pizzagewürz, Salz und Pfeffer und nach Belieben Knoblauch dazu und kochen die Masse 10 Minuten durch. Sie sollte so dickflüssig sein, dass man sie leicht auf die Pizza streichen kann. Pizza wie gewohnt backen.

Selbst hergestelltes Eis, ohne Milchprodukt

Pürieren Sie drei bis vier Bananen cremig und geben je nach Jahreszeit Früchte dazu. Je mehr Bananen Sie verwenden, desto cremiger und süßer wird das Eis. Kochen Sie z. B. 200 g entkernte Aprikosen, Himbeeren oder Erdbeeren in wenig, leicht gezuckertem Wasser und mischen diese unter das Bananenmus. Nachdem Sie die Masse noch einmal kurz püriert haben, geben Sie je nach Geschmack z. B. noch etwas Zucker, Erdbeersirup oder Vanille dazu.
Bei Verträglichkeit kann man in die erkaltete Masse noch etwas Sojacreme oder Sahne mengen. Füllen Sie die Masse in kleine Behälter und frieren diese ein. Es ist ratsam das Eis vor dem Verzehr kurz stehen zu lassen, so wird es geschmeidiger.
Sie können aber auch in einer Sorbet- oder Eismaschine dieselbe Masse verarbeiten, das Eis wird dabei wesentlich cremiger.

Viele Bücher mit Kochrezepten ohne Milch, aber auch ohne Ei, werden mittlerweile auf dem Markt angeboten, welche Ihnen weitere Anregungen für die Praxis bieten.

Eiweiß

Welche Mangelerscheinungen können beim Vermeiden aller Milchprodukte entstehen?

Eine Unterversorgung an Eiweiß ist dann gegeben, wenn auch Milch und Milchprodukte anderer Tiere gemieden werden. Um diese Unterversorgung auszugleichen, sollte die Fleisch- oder Fischmenge pro Tag um ca. 50 g erhöht werden. Das heißt, statt der empfohlenen 100 g Fleisch sollten bei einer Milch-Eiweiß-Allergie 150 g gegeben werden.
Hochwertiges Eiweiß enthalten auch Eier, so können die 50 g Fleisch auch durch ein Ei ersetzt werden.

ZU BEACHTEN IST:

Tierisches Eiweiß kann nicht durch pflanzliches ersetzt werden, da das tierische dem körpereigenem Eiweiß wesentlich näher kommt.

BEISPIEL:

100 g Fleisch liefern dem Körper mehr Eiweiß als 100 g Kartoffel.

Durch spezielle Kombinationen kann das pflanzliche Eiweiß in seiner biologischen Wertigkeit verbessert werden.

Was versteht man unter biologischer Wertigkeit?

Die biologische Wertigkeit gibt an, wie viel Gramm Körpereiweiß aus 100 g des betreffenden Nahrungseiweißes gebildet werden kann.

BEISPIEL: Isst man 100g Ei-Eiweiß, setzt man auch tatsächlich 100 g um. Somit haben wir eine biologische Wertigkeit von 100. Isst man 100 g Soja-Eiweiß, setzt man nur 84 g Eiweiß um. Somit haben wir eine biologische Wertigkeit von 84.

Die beste Möglichkeit, eine Eiweißunterversorgung bei einer Milcheiweißallergie zu vermeiden besteht, wenn bei jeder Mahlzeit pflanzliches und tierisches Eiweiß miteinander verbunden werden.

Die höchste biologische Wertigkeit besitzt die Kombination Kartoffel / Ei

Weitere empfehlenswerte Kombinationen sind:

Hülsenfrüchte und Ei
Kartoffel und Fleisch, Fisch
Hülsenfrüchte und Getreide
Getreide und Ei
Mais und Ei

Kinder benötigen im Wachstum mehr Eiweiß als Erwachsene.

BEISPIELE AUS DER PRAXIS:
Brot mit Wurstbelag
Linseneintopf mit Spätzle
Kartoffel und Würstchen
Kartoffel mit Gemüse und Steak
Kartoffel mit Spinat und Rührei
Schinkennudel mit Rührei
Fisch mit Kartoffel und Gemüse
Spiegelei und Bratkartoffel
Pfannkuchen mit Mehl, Ei und Mineralwasser zubereitet

Hülsenfrüchte sind:

Sojabohnen
Erbsen
Kichererbsen
weiße und rote Bohnen
Linsen

Ein Eiweißmangel kann im Wachstumsalter zu körperlicher, in schweren Fällen gar zu geistiger Unterentwicklung führen. Der Muskelaufbau kann beeinträchtigt werden, die Infektionsgefahr ansteigen und die Wundheilung gestört sein. Die Haut wirkt dabei schuppig und faltig.

Calzium

Da Milch und Milchprodukte die Hauptlieferanten von Calcium sind, kann es bei einer Milcheiweißallergie zu einer Unterversorgung kommen, wenn auch Ziegen- und Schafsmilch und deren Produkte gemieden werden.
Calcium wird z. B. für den Aufbau von Knochen und Zähnen im Körper benötigt, sein Bedarf ist im Wachstum, in der Schwangerschaft und Stillzeit erhöht.
Der Calciumbedarf kann niemals allein über Obst und Gemüse (Sesam, Brokkoli, Grünkohl, Porree, Sojabohne und Kichererbsen) gedeckt werden, sie können lediglich als Ergänzung dienen.

Auch calciumangereicherte Fruchtsäfte und Mineralwasser sind als Ergänzung anzusehen, reichen aber zur Abdeckung des Bedarfes nicht aus. Es wird ebenso darauf hingewiesen, dass bei einer Milcheiweißallergie phosphathaltige Lebensmittel eingeschränkt werden

sollen, wie z. B. Erfrischungsgetränke (Cola, Limonaden, Tonics).
Um eine optimale Calciumaufnahme im Körper zu gewährleisten, sollte auf eine ausreichende Vitamin D Zufuhr geachtet werden. Dazu dienen Fisch, Eier, Kalbfleisch und Leber. Da Vitamin D durch Sonneneinstrahlung gebildet wird, ist ein täglicher Spaziergang zu empfehlen.
Besprechen Sie mit Ihrem Arzt, ob es nötig ist, Calciumpräparate zu zusetzen.

Vitamin B 2

Ohne den Einsatz von Milchprodukten kann die Bedarfsdeckung von Vitamin B 2 fraglich sein. Andere Lebensmittel, die reich an Vitamin B 2 sind, wie Fisch, Fleisch, Vollkornprodukte, Brokkoli, Rosenkohl, Spargel, sollten dann bewusst in den Speiseplan mit aufgenommen werden.

Ernährung während der Schwangerschaft und Stillzeit

Schwangerschaft

Etwa 7,5% aller Neugeborenen sind besonders allergieanfällig. Dabei handelt es sich in erster Linie um Säuglinge, deren Mütter und Väter bereits Allergiker sind. Je mehr direkte Verwandte des Neugeborenen bereits allergisch erkrankt sind, desto größer ist die Wahrscheinlichkeit, dass der Säugling ebenfalls eine Allergie entwickeln wird.
Neuere Erforschungen haben ergeben, dass das Auftreten bestimmter allergischer Erkrankungen in den ersten zwei Lebensjahren vermindert werden kann, wenn gezielte Vorbeugemaßnahmen eingehalten werden.

Gerade im Bereich „Neurodermitis" hat man hierbei gute Erfolge erzielen können. Neben der Ernährung spielt aber auch die Umwelt des Säuglings eine wichtige Rolle.
Versuchen Sie dieses so allergenarm wie möglich zu halten, achten Sie beispielsweise darauf, dass

- **keine Katze oder Hund** in die Nähe des Säuglings kommt,
- verzichten Sie auf **Federbetten**,
- **halten Sie bei starkem Pollenflug die Fenster geschlossen**, besonders nachts und morgens,
- lassen Sie im Säuglings- und Kleinkindalter **keine Ohrlöcher stechen** (Gefahr einer Nickelallergie),
- verwenden Sie **keine milcheiweißhaltigen Babybäder**,
- **rauchen Sie nicht** in der Umgebung des Kindes,
- **wischen Sie nicht in der Gegenwart des Kindes Staub**,
- **verzichten Sie auf Topfpflanzen und Luftbefeuchter.**

Da auch Infektionen die Entstehung von Allergien begünstigen kann, sollten Sie darauf achten, dass Ihr Säugling **nicht mit kranken, erkälteten Menschen zusammentrifft.** Somit können Sie eine sogenannte Erstmanifestation einer Allergie vermeiden oder hinauszögern.
Durch diese Vorbeugemaßnahmen lässt sich das Auftreten der allergischen Erstausprägung innerhalb der ersten drei bis fünf Lebensjahre um etwa die Hälfte reduzieren, dies trifft vor allem auf das atopische Ekzem zu, was in 90 % der Fälle die erste Erscheinungsform späterer Allergien ist.

Allergievorsorge während der Schwangerschaft

Für die Einhaltung einer bestimmten Diät während der Schwangerschaft besteht keine Veranlassung. Achten Sie darauf, dass Ihr Speiseplan abwechslungsreich ist und viel frisches Gemüse und Obst enthält, neben Seefisch und Milchprodukten. Somit werden sie dem erhöhten Bedarf an Vitaminen und Mineralstoffen gerecht.

Bei Allergien der Mutter während der Schwangerschaft

Es empfiehlt sich eine Rotationsdiät (= abwechslungsreicher Verzehr von verträglichen Nahrungsmitteln) durchzuführen, um Mangelerscheinungen auszuschließen.

DENKEN SIE DARAN:
Eine abwechslungsreiche Mischkost ist für die Mutter und Kind wesentlich günstiger, als das Weglassen wichtiger Lebensmittel.

Milchallergie bei der Mutter: Beim Weglassen aller Milchprodukte entsteht ein Calciummangel. Der erhöhte Calciumbedarf (1200 mg / Tag) während der Schwangerschaft muss unbedingt durch Zusätze abgedeckt werden. Verwenden Sie angereicherte Säfte und Mineralwasser, essen Sie vermehrt Hülsenfrüchte, wichtiger aber ist die Einnahme von Calciumpräparaten. Sprechen Sie mit Ihrem Arzt. Sojamilch oder Sojaprodukte sind kein Milchersatz.

Fischallergie bei der Mutter: Beim Weglassen von Seefisch entsteht ein Jodmangel. Um dem erhöhten Bedarf an Jod gerecht zu werden, muss unbedingt Jod zugesetzt werden, in Form von Jodittabletten. Sprechen

ANMERKUNG:
Ob das generelle Einschränken hochpotenter Lebensmittel, wie Nüsse, Milch, Weizen, Eier, Fisch, Sellerie, Schalen- und Krustentieren in den letzten drei Monaten der Schwangerschaft eine Allergievorsorge für das Kind darstellt, wird noch diskutiert.

Sie mit Ihrem Arzt. Verwenden Sie Jodsalz, sowie jodierte Speisen.

Hühnerei-Allergie bei der Mutter: Bei einer ausgewogenen Mischkost entstehen beim Weglassen von Ei- und Eiprodukten keine Mangelerscheinungen.

Getreideallergie bei der Mutter: Beim Weglassen von Getreide entstehen keine Mangelerscheinungen, wenn eine ausgewogene Mischkost vorhanden ist. Decken Sie den erhöhten Eisenbedarf mit Gemüse und Fleisch ab. Gleichzeitiger Verzehr von Gemüse und Fleisch verbessert die Ausnutzung des Eisens. Eine ähnliche Wirkung zeigt auch die gleichzeitige Einnahme von Vitamin C und Eisen.

Zitrusfrüchte-Unverträglichkeit bei der Mutter: Beim Weglassen von Zitrusfrüchten, wie Ananas, Zitrone, Orange, Grapefruit, kann ein Mangel an Vitamin C entstehen. Essen Sie viel Kartoffel, Paprikafrüchte, Äpfel und Birnen, Hagebutten, schwarze Johannisbeeren, allgemein viel Gemüse und Obst, um dem erhöhtem Bedarf gerecht zu werden.

Allergievorsorge während der Stillzeit

Ausschließliches Stillen über einen Zeitraum von sechs Monaten wird dringend empfohlen.
Zugabe von Stiefmütterchentee ist nur dann nötig, wenn der Säugling viel schwitzt oder Flüssigkeit über den Stuhl verliert.

Stillen kann vor Allergien schützen

Aufgenommenes Fremdeiweiß aus Soja oder Kuhmilch sensibilisiert allergiegefährdete Säuglinge leicht, da der noch unreife Darm artfremdes Eiweiß noch nicht aufspalten kann und dadurch größere Partikel ins Blut gelangen. Die Folge kann die Bildung von Antikörpern im Blut sein, mit Sensibilisierung auf dieses Lebensmittel.

Stillen stärkt das Immunsystem des Säuglings

Muttermilch ist nicht nur allergenarm, sondern enthält verschiedene Immunfaktoren, die Ihrem Kind zu einem frühen Aufbau des Immunsystems verhelfen.

Diät während der Stillzeit

Ob es sinnvoll ist, während der Stillzeit eine Diät einzuhalten, ist bis heute wissenschaftlich nicht abgeklärt. Es liegen aber inzwischen Ergebnisse von Studien vor, die besagen, dass bei gestillten Kindern aus Allergikerfamilien bis zum Alter von etwa vier Jahren deutlich weniger Ekzeme auftraten, wenn die Mutter eine allergenarme Ernährung eingehalten hat.
Begründet wird dies damit, dass die Allergene der mütterlichen Nahrung über die Muttermilch in den Organismus des Kindes gelangen kann und somit allergische Reaktionen auslösen können. Doch muss hier betont werden, dass dieser Mechanismus nicht abschließend erforscht ist; vermutet wird auch, dass andere Fehler, wie die Gabe von Bädern und Shampoos mit Milchanteil oder Eiklar sowie die Gabe von Keks mit Milch eine Allergie auslösen können.

Stillen wird als präventive (vorbeugende) Maßnahme gesehen

Entschließen Sie sich für eine allergenarme Ernährung während der Stillzeit wenn Sie schon ein Kind mit hohem Allergierisiko haben.

Dabei sollten Sie folgende Lebensmittel meiden (bei starker Allergiebelastung) oder einschränken: **Zitrusfrüchte**, **Milch**, **Ei**, **Nüsse**, **Fisch**, **Sojaprodukte**, **Tomaten**, **Weizen und Dinkel**, **Schweinefleisch.** Außerdem sollte auf **Hülsenfrüchte** und **blähende Speisen**, sowie **scharfe Gewürze**, **Essig**, **Alkohol** und **Nikotin** verzichtet werden.
Weißmehlprodukte sind auch hier weniger allergieauslösend für den Säugling, als Vollkornprodukte. Für die praktische Durchführung ist es wichtig zu wissen, dass es im Allgemeinen keine Probleme bereitet, wenn die genannten Lebensmittel in kleinen Mengen als versteckter Anteil in Nahrungsmitteln enthalten sind.

Von zuckerfreien Instandtees wird abgeraten, weil sie mit speziellen Eiweißbausteinen gesüßt sein können, die eine gewisse allergene Potenz aufweisen.

Allergievorsorge, wenn nicht gestillt werden kann

Kuhmilch und Sojamilch ist kein Ersatz: In den ersten Lebenswochen und Monaten ist es für den allergiegefährdeten Säugling wichtig, dass er keine tierischen und pflanzlichen Fremdeiweiße zu sich nimmt. Grund dafür ist, dass der junge Säugling ein unreifes Immunsystem hat und deshalb nur die Muttermilch als arteigenes Eiweiß ansieht, nicht aber Kuh- oder Sojamilch. Die Wahrscheinlichkeit, dass der Säugling eine Allergie oder Unverträglichkeit darauf entwickelt, ist sehr hoch.

Deshalb gilt:

Um die Allergenbelastung des Säuglings so gering wie möglich zu halten, ist die Fütterung mit **hypoallergenen Säuglingsnahrungen** empfehlenswert, die sogenannten H. A. Nahrungen (allergenreduzierte Produkte).

Durch ein spezielles Herstellungsverfahren werden die Eiweiße dieser Ersatznahrungen in kleine Bruchstücke gespalten. Dadurch werden die meisten Allergene so verändert, dass sie keine Allergie mehr auslösen können. Erfahrungsgemäß reagieren nur sehr wenige Säuglinge auf diese Hydrolysate, trotzdem wird eine strenge Überwachung des Arztes empfohlen.

Bei **starker Sensibilisierung** gegen Kuhmilcheiweiß empfiehlt der Arzt sogar Präparate auf Aminosäurebasis, die keine Allergene mehr enthalten.

Stark hydrolysierte Säuglingsnahrung ist nicht zu verwechseln mit der handelsüblichen hypoallergenen Nahrung, die zur Vorbeugung bei allergiegefährdeten Kindern eingesetzt wird. Je kleiner die Eiweißbruchstücke sind, desto geringer ist die allergene Wirkung.

Deshalb: Liegt bereits eine **Kuhmilchallergie beim Säugling** vor, sollte man auf hydrolysierte Nahrungen (Proteinhydrolysat) ausweichen; will man aber Vorbeugemaßnahmen ergreifen, da in der Familie bereits Allergien existieren, genügt das Ausweichen auf hypoallergene Ersatznahrungen (wenn der Säugling zu den Hochrisikokindern zählt, wird auch hier hydrolysierte Nahrung empfohlen).

Auch **Milchersatznahrung auf Sojabasis** kann verwendet werden, wobei spezielle, für die Säuglingsernährung hergestellte, Produkte verwendet werden, normale Sojadrinks aber nicht geeignet sind. Aber auch bei Milchersatznahrung auf Sojabasis besteht das Risiko, dass eine Allergie auf Soja entwickelt werden kann. Im Zweifelsfall sollten Sie mit Ihrem Arzt über die richtige Auswahl der Milchersatznahrung sprechen.

Anwendung

Hydrolysate und hypoallergene Nahrung haben einen extrem bitteren Geschmack und sollten deshalb so früh wie möglich gefüttert werden, hat sich der Säugling erst an eine andere Nahrung gewöhnt, ist es schwierig, ihm das Hydrolysat schmackhaft zu machen.

Die Zubereitung hypoallergener oder hydrolysierter Nahrungen ist sehr einfach: Das Pulver wird mit abgekochtem Wasser nach Vorschrift gemischt. Wie viel Sie füttern, richtet sich nach dem Bedarf Ihres Säuglings, Sie können beruhigt geben, soviel es mag. Ist Ihr Kind älter als sechs Monate, bietet sich an, die Hydrolysate oder hypoallergene Nahrungen unter Kartoffelmus (mit Wasser zubereitet) zu mischen.

Eine Abwechslung bietet sich auch, wenn Sie zusätzlich noch Blumenkohl- oder Brokkolieröschen darunter pürieren, je nach Verträglichkeit.

ZU BEACHTEN IST:
Um der konsequenten Allergievorsorge gerecht zu werden, sollte während den ersten 4 bis 6 Lebensmonaten ausschließlich hypoallergene bzw. hydrolysierte Nahrung gefüttert werden.

Basis- und Aufbaunahrung für Kinder mit Neurodermitis

Basisnahrung bis zum 12. Lebensmonat

Die Industrie bietet hier eine Vielzahl an Babynahrungen an, z. B:

Milchproteinhydrolysate:

mäßiggradig hydrolysiert:
Aletemil HA 1/2 — Milumil HA 1/2
Beba HA 1/2 — Humana HA

mittelgradig hydrolysiert:
Aptamil HA 1/2 — Hipp HA

hochgradig hydrolysiert:
Alfare — Nutramigen
Pregestimil

Sojapräparate:

Lactopriv — Humana SL
Milupa SOM — Pregomin
ProSobee

Ohne Milchproteinhydrolysat, ohne Soja:

Sinlac (Sinlac wird aus Johannisbrotkernmehl und Reis hergestellt und ist deshalb sehr allergenarm).

Basisnahrung vom 1. bis 5. Lebensjahr

Mit Milchproteinhydrolysat ohne Sojaprotein:
Getreidebrei-Nahrung (Reis Grieß, Hafer)

Ohne Milchproteinhydrolysat ohne Sojaprotein:
Sinlac Spezialbrei

Ohne Milchproteinhydrolysat mit Sojaprotein:
Humana SL Spezialbrei
Milupa SOM Spezialbrei

Allgemein gilt:

Die Basisnahrung sollte den Grundenergiebedarf des Kindes decken und einen ausgewogenen Aufbau an verwertbaren Proteinen, Kohlenhydraten und Fetten aufweisen.

Für welche Basisnahrung man sich entscheidet, hängt von der individuellen Akzeptanz und Verträglichkeit des Säuglings ab.

Aufbaunahrung ab dem 6. Lebensmonat

Ab dem sechsten Lebensmonat reichen Muttermilch oder Ersatzprodukte nicht mehr aus, den Energie und Nährstoffgehalt des Kindes voll zu decken.

Der Säugling braucht eine Aufbaunahrung:

Wichtig ist eine ausgeglichene Ernährung, angepasst an den jeweiligen Bedarf des Kindes, der Entwicklung des Verdauungstraktes und der individuellen Verträglichkeit. Das Kind sollte nur sehr langsam und behutsam an feste Nahrung gewöhnt werden.

Neue Nahrungsmittel immer einzeln und langsam eingeführt werden, möglichst von Woche zu Woche.

Fangen Sie mit wenig Löffel an und steigern die Menge langsam. So haben Sie einen Überblick, was der Säugling verträgt oder nicht. Denken Sie daran: Im Babyalter schadet die Vielfalt der Lebensmittel mehr als dass sie nützt.

Vorbeugend gilt:

Starke Allergene, wie Kuhmilch, Eier, Fisch, Nüsse, Soja, Sellerie, Weizen (Dinkel) und Schokolade (Kakao) **werden im ersten Lebensjahr ganz gemieden.** Fisch und Ei sollten bei starker Allergiebelastung bis zum 18. Lebensmonat gemieden werden. Auch auf Lebensmittel, welche die Haut reizen können, wie Zitrusfrüchte, Tomaten oder Essig sollte im ersten Lebensjahr verzichtet werden.

Verwenden Sie weiterhin hypoallergene Milchprodukte.

Aufbaunahrung für Kinder mit Neurodermitis

Gemüse:

6. bis 7. Lebensmonat:
Kartoffeln, Blumenkohl, Mangold, Zucchini, Brokkoli, Spinat, Spargel

8. bis 12. Lebensmonat:
Aubergine, Frühkarotte, grüne Bohnen

1. bis 3. Lebensjahr:
Steckrübe, Gurke, Blattsalat, Erbsen und rote Linsen (ab dem 2. Jahr)

4. bis 5. Lebensjahr:
Kohlgemüse

Obst:

6. bis 7. Lebensmonat:
reife Birne, süßer Apfel, Banane

8. bis 12. Lebensmonat:
Wasser- und Honigmelone, Aprikose, Pfirsich

1. bis 3. Lebensjahr:
Mango, Papaya

4. bis 5. Lebensjahr:
weiße Trauben

Fleisch:

bis zum 7. Lebensmonat:
In diesen Monaten wird kein Fleisch zugesetzt

ab dem 8. Lebensmonat:
Rind, Lamm, Wild, Kalb, Geflügel

Fisch und Ei:

sollte aufgrund der hohen Allergenität die ersten 12 bis 18 Monaten gemieden werden. Danach langsamer Beginn mit Süß- und Salzwasserfisch, sowie Ei.

Getreide:

bis zum 9. Lebensmonat:
milcheiweißfreier Reisbrei

ab dem 10. bis 12. Lebensmonat:
Grieß, Hafer, Mais, Weizen, Dinkel, Grünkern

ab dem ersten Lebensjahr:
Hirse, Buchweizen

Fette und Öle:

6. Lebensmonat bis 5. Lebensjahr:

Milcheiweißfreie Margarine
Distelöl
Sonnenblumenöl
Maiskeimöl

Getränke:

6. Lebensmonat bis 5. Lebensjahr:

verdünnte Obstsäfte (Vorsicht bei Obstsäften, die Zitrusfrüchte enthalten)
Verdünnte Gemüsesäfte (Vorsicht mit Säften, die Säure enthalten – Tomate)
Mineralwasser, Stiefmütterchentee, echter Kamillentee.

Zusammenfassend bei der Aufbaunahrung ab dem 6. Lebensmonat gilt:

Ganz sicher gehen Sie, wenn Sie Ihrem Kind bis zum 18. Lebensmonat kein natürlich belassenes, unverändertes Milcheiweiß geben.

- Verwenden Sie **hypoallergene H.A. Folgenahrung anstelle der üblichen Folgemilch (Beba H.A. 2)**.
- Rühren Sie den Fertigbrei statt mit Frischmilch mit **hypoallergener Säuglingsnahrung** an. Ausnahme, wenn das Kind eine hochgradig ausgeprägte Milcheiweißallergie bereits vorweist sollte auch hier auf hydrolysierte Nahrung ausgewichen werden.
- Verwenden Sie **keine milchhaltige Beikost**. Nach dem 6. Lebensmonat ist die Zeit gekommen, wo neue Lebensmittel in den Speiseplan aufgenommen werden. Geben Sie dabei **maximal pro Woche ein neues** dazu und beachten dabei die Auflistung der geeigneten Lebensmittel (siehe Seiten 111–113).
- Am Besten verwenden Sie nur **Einfachprodukte**, (also Produkte die nur aus einem Bestandteil sind, z.B. Apfel- oder Karotten-Gläschen). Maximal sollten sich in einem Gläschen drei Komponenten befinden, z.B. Hühnchen mit Karotten und Kartoffeln.
- Achten Sie auf **nitrat-** und **schadstoffarme Produkte**. Es empfiehlt sich **industrielle Beikostpro-**

dukte im Gläschen zu verwenden, da diese schadstoff- und nitratarm, sowie pestizidkontrolliert sind.

- Stellen Sie dabei eine Art „Positiv-Liste" zusammen, in der Sie alle Lebensmittel eintragen, die Ihr Baby gut vertragen hat.
- Wenn Sie die Beikost dennoch selbst zubereiten wollen, achten Sie beim Einkauf auf schadstoff- und nitratarme Produkte.
- Geben Sie das **Obst** erst in **gekochter Form** (z. B. Apfelmus, Birnenkompott), wird dies von Ihrem Kind gut toleriert, beginnen Sie in kleinen Mengen mit reifem, rohem Obst. Banane wird in der Regel gut toleriert.
- Nach dem **ersten Geburtstag** können Sie zu einer **leichten, salzarmen Erwachsenenkost** übergehen, beachten Sie hierbei, neue Lebensmittel einzeln und mit 2- bis 3-tägigem Abstand einzuführen.

Vorsicht: Ei, Fisch und frische Kuhmilch bei stark allergiegefährdeten Kindern erst ab dem 18. Lebensmonat zusetzen.

- Stellen Sie bei Ihrem Kind eine Reaktion fest, die auf eine Allergie schließen lässt, informieren Sie den Kinderarzt, damit eine entsprechende Behandlung gewährleistet werden kann, denn auch wenn Sie alle Vorbeugemaßnahmen ergriffen haben, kann Ihr Kind eine Allergie entwickeln.

Die wichtigsten Lebensmittel unter die Lupe genommen

Fisch

Es gibt Fischarten, mit hohem Allergenpotential. Die Reaktionen treten meist unmittelbar nach dem Verzehr auf und können sehr heftig sein: Hautausschläge am ganzen Körper, Schwellungen im Mund- und Rachenbereich, bis zu akuter Luftnot. Salzwasserfische wie Kabeljau, Schellfisch, Hering, Rotbarsch führen häufiger zu allergischen Reaktionen als Süßwasserfische. Fischallergene sind sehr hitzestabil, so dass Fischallergiker weder rohen noch gekochten Fisch vertragen.
Lassen Sie von einem Arzt die Verträglichkeit austesten, da zum Beispiel eine Reaktion nach dem Verzehr von Thunfisch aus der Dose auch eine Unverträglichkeit auf biogene Amine als Ursache haben kann. Bei starker Sensibilisierung gegen Fisch sollten Sie auch auf Fischölkapseln verzichten, außerdem sollten Sie nur dort Eier und Hühnerfleisch kaufen, wo Sie sicher sind, dass nicht mit Fischmehl gefüttert wird.

Schalen- und Krustentiere

Garnelen, Muscheln, Krabben, sowie Hummer lösen sehr häufig eine Allergie aus. Die Reaktionen dabei laufen meist sehr heftig ab, und äußern sich unmittelbar nach dem Verzehr als Hautausschlag aber auch mit akuter Luftnot.

Gemüse

Allergische Reaktionen auf Gemüse werden meist im Zusammenhang mit Kreuzallergien bei gleichzeitig vorliegender Pollenallergie gesehen. Beschwerden äußern sich in der Regel nur im Mund- und Rachenraum, da die Allergene im Magen-Darmtrakt durch die Verdauungsenzyme zerstört werden. Die meisten Allergene der Gemüsearten werden durch Erhitzen zerstört, so dass diese nur im Rohzustand allergieauslösend sind. Die Allergene des Selleries sind sowohl im Rohzustand als auch gekocht enthalten.

Erfahrungen zeigen, dass Birkenpollenallergiker Sellerie gekocht häufig vertragen, Beifußpollenallergiker Sellerie weder roh noch gekocht tolerieren.
Gekochte Kartoffeln sind fast nie ein Problem, nur im Rohzustand können sie beispielsweise beim Schälen zu Fließschnupfen führen. Auch die Tomate ist eher selten allergieauslösend, wenn sie bei einem Patienten mit atopischem Ekzem zu einer Hautverschlechterung führt, ist meist die Säure der Tomate der „Übeltäter" und wird als Unverträglichkeitsreaktion bezeichnet, nicht als Allergie. Bei einer Reaktion z. B. auf Ketchup muss beachtet werden, dass außer Tomate noch viele andere Bestandteile darin enthalten sind (Gewürze, Essig u. a.).
Kohlsorten, Spargel, Auberginen und Kürbis führen so gut wie nie zu allergischen Reaktionen, besonders nicht, wenn sie gekocht sind. Aber auch Blattsalat, Gurke, Rettich und Radieschen als Rohkost wird meist gut toleriert.

Sojabohne

Sojaallergien können sehr schwerwiegende Symptome auslösen. Manche Patienten reagieren nur auf die hitzeempfindlichen Eiweiße von Soja, so dass erhitzte Sojaprodukte vertragen werden. Bei Kindern mit Kuhmilchallergie sollte man den Einsatz von Soja meiden, eine Sensibilisierung auf Soja wird dabei oft beobachtet. Gräser- und Getreidepollenallergiker vertragen manchmal Soja nicht, wenn eine Kreuzallergie vorliegt.

Nüsse

Eine Allergie auf Nüsse kann sich durch Kratzen im Hals, Juckreiz am ganzen Körper bis hin zu Atemnot äußern. Bei Ekzembildung nach verstärkter Aufnahme von Nüssen kann auch eine Nickelallergie schuld sein. Besonders bei Birkenpollenallergiker findet sich eine Haselnuss Allergie häufig wieder (Kreuzreaktion). Aber auch Walnüsse, Paranüsse, Mandeln, Erdnüsse und Cashewnüsse werden zu den auslösenden Sorten gezählt. Zur bekanntesten zählt die Erdnussallergie, wo bereits kleinste Mengen zu akuter Atemnot führen können. Vorsicht Nussbeimischungen sind oft im Zutatenverzeichnis nicht zu finden, wenn sie mengenmäßig unter 5% des Gesamtgewichtes liegen und geschmacksneutral sind. So enthält nicht nur „Nuss-Schokolade" Nüsse, sondern auch „Milchschokolade" oder „Backwaren".

Obst

Wie beim Gemüse beruhen allergische Reaktionen auf Obst meist auf eine Kreuzallergie gegen Birkenpollen. Die Symptome sind ebenso meist im Mund- und Rachenraum zu finden (Anschwellen der Schleimhäute, Kratzen im Hals, selten akute Luftnot). Da auch bei Obst die Allergene sehr hitzeempfindlich sind, wird Obst meist im gekochten Zustand gut vertragen. Auch das Schälen verringert die Allergene Wirkung.
Exotische Früchte wie Mango, Kiwi, Maracuja zeigen häufiger eine Kreuzreaktion mit Birkenpollen.
Die Beerenfrüchte haben eine Sonderstellung: Reich an Salizylat und Benzoat, können sie pseudoallergische Reaktionen hervorrufen, wobei hier die verzehrte Menge eine wesentliche Rolle spielt.
Treten nach dem Genuss von einer Banane Symptome auf, muss an eine Kreuzreaktion zu Latex gedacht werden. Zitrusfrüchte und Erdbeeren führen bei Neurodermitiker häufig zu Hautausschlägen, es handelt sich dabei aber nicht um eine Allergie, bei Zitrusfrüchten wird die Säure verantwortlich gemacht, bei Erdbeeren Stoffe, die zu einer vermehrten Histaminfreisetzung im Körper führen.
Vorsicht bei Früchtetees, da auch sie bei Unverträglichkeit zu einer allergischen Reaktion führen können.

Gewürze und Kräuter

Beifußpollenallergiker können eine Kreuzreaktion gegen bestimmte Gewürze entwickeln. Selleriegewürz, Curry, Basilikum und Koriander, sowie schwarzer und grüner Pfeffer. Scharfes Paprikapulver und Beifuss werden zu den aggressivsten Allergieauslösern im Bereich der Gewürze gesehen. Eher verträgliche Gewürze z. B. Muskatnuss, weißer Pfeffer, Nelken, Rosmarin, Thymian, Kresse werden in kleinen Mengen toleriert und verlieren mitgegart noch mehr an allergener Wirkung. Deshalb sollten verträgliche Gewürze immer mitgegart werden. Bei Gewürzmischungen sind die einzelnen

Gewürze meist nicht bekannt und sollten deshalb vermieden werden. Häufig werden auch Kräutertees nicht vertragen. Manche Gewürze fördern auch die Aufnahme anderer Allergene durch die Magenschleimhaut, wie z. B. Paprika oder Pfeffer. Im Bereich „Neurodermitis" haben Erfahrungen gezeigt, dass die Aufnahme scharfer Gewürze das Hautbild verschlechtern können, ohne dass dabei eine Allergie gegen Gewürze vorliegt.

Fleisch

Allergische Reaktionen auf Fleisch sind ausgesprochen selten. Kuhmilchallergiker entwickeln manchmal auch eine Allergie gegen Kalb- oder Rindfleisch, Hühnerei Allergiker gegen Hühner- oder Putenfleisch.
Bei Schweinefleisch hat man eine Kreuzallergie auf Katzenhaare beobachtet. Das heißt, wenn ein Allergiker beim Einatmen von Katzenhaarallergenen reagiert, können beim Verzehr von Schweinefleisch Magen-Darmbeschwerden ausgelöst werden.
Die meisten Allergene können auch bei Fleisch durch Erhitzen zerstört werden, so dass nur der Verzehr z. B. von Salami oder Tartar, sowie von anderen Rohwürsten eine allergische Reaktion verursacht.

Getreide

Allergien gegen geschälten Reis, Mais, Buchweizen und Hirse gibt es nur sehr selten. Auch gegen Pflanzensamen wie Sesam, Sonnenblumenkerne, Pinien- und Leinsamen werden nur vereinzelt allergische Reaktionen festgestellt. Wenn doch, können diese zu schwerwiegenden Reaktionen führen wie akuter Atemnot. Hochgradig sensibilisierte Allergiker sollten dann auch auf Pflanzenöle, die diese Pflanzensamen enthalten verzichten, wenn auch nur Allergenspuren darin enthalten sind, zum Beispiel von Sonnenblumenöl, Leinsamenöl, Sesamöl. Besser eignet sich dann der Einsatz von Olivenöl oder Rapsöl.

Getränke

Zu den Getränken, die praktisch nie eine Allergie auslösen, gehören Mineralwasser, nicht aromatisierter Schwarztee und Kaffee. Entstehen Ekzeme nach dem Genuss von Schwarztee, muss eine Nickelallergie in Erwägung gezogen werden.

Quellenverzeichnis

Achenbach, Dr. med. Reinhard K.:
Neurodermitis

Behr-Völtzer, C.; Hamm, M.; Vieluf, D.; Ring, J. (Hrsg.):
Diät bei Nahrungsmittelallergien und -Intoleranzen

Borelli, Prof. Dr. med. Dr. phil. Siegfried; Polster, Priv. Doz. Dr. med. Edburga; Mayenburg, Dr. med. habil. Jost von:
Nahrungsmittelallergien – So ernähren Sie sich richtig

Deutscher Allergie- und Asthmabund e.V.:
Allergien vermeiden

Flade, Dr. med. Sigrid:
Nahrungsmittelallergie natürlich behandeln

Hofmann, Dr. Inge:
Eiweiß – nein Danke!

Illing, Dr. Stephan: *Mein Kind ist allergisch*

Jorde, Wolfgang; Wilden, Isabel:
Chronisch krank durch Nahrungsmittelallergien

Kihm-Schreiber, Dagmar:
Laktose-Intoleranz und Kuhmilcheiweißallergie

Klinger; Grüner:
Der junge Koch

Körner, aid: Dipl. oec. Troph. Ute:
Lebensmittelallergien

Lauter, Dr. med. Hartwig; Wallrafen, Andrea:
Sprechstunde Allergie

Schmitt, Beate:
Ohne Milch und ohne Ei

Thiel, Dr.:
Kochen und Backen bei Nahrungsmittel-Allergien

Wahl, Rüdiger:
Allergie Ganz einfach